Los peligros de la leche

Lorenzo Acerra

Los peligros de la leche

Intolerancias,
alergias y enfermedades
causadas por la leche
y los productos lácteos

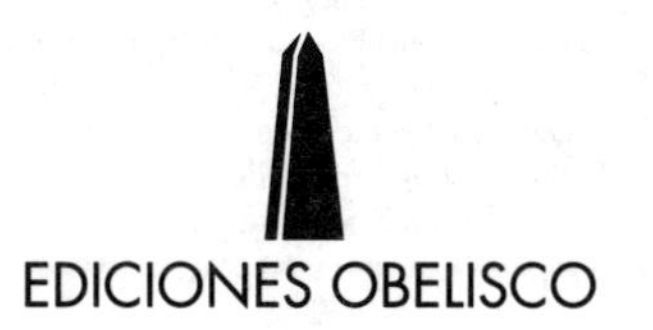
EDICIONES OBELISCO

Si este libro le ha interesado y desea que le mantengamos informado de nuestras publicaciones, escríbanos indicándonos qué temas son de su interés (Astrología, Autoayuda, Ciencias Ocultas, Artes Marciales, Naturismo, Espiritualidad, Tradición...) y gustosamente le complaceremos.

Los editores no han comprobado la eficacia ni el resultado de las recetas, productos, fórmulas técnicas, ejercicios o similares contenidos en este libro. Instan a los lectores a consultar al médico o especialista de la salud ante cualquier duda que surja. No asumen, por lo tanto, responsabilidad alguna en cuanto a su utilización ni realizan asesoramiento al respecto.

Puede consultar nuestro catálogo en www.edicionesobelisco.com

Colección Salud y Vida natural
LOS PELIGROS DE LA LECHE
Lorenzo Acerra

1.ª edición: abril de 2013

Título original: *Il mal di latte*

Traducción: *Manuel Manzano*
Maquetación: *Natàlia Campillo*
Corrección: *M.ª Ángeles Olivera*
Diseño de cubierta: *Marta Rovira Pons*
Sobre una ilustración de: *Fotolia*

Edita: Ediciones Obelisco, S. L.
Pere IV, 78 (Edif. Pedro IV) 3.ª planta, 5.ª puerta
08005 Barcelona - España
Tel. 93 309 85 25 - Fax 93 309 85 23
E-mail: info@edicionesobelisco.com

Paracas, 59 C1275AFA Buenos Aires - Argentina
Tel. (541-14) 305 06 33 - Fax: (541-14) 304 78 20

ISBN: 978-84-9777-927-2
Depósito Legal: B-4.536-2013

Printed in Spain

Impreso en España en los talleres gráficos de Romanyà/Valls, S. A.
Verdaguer, 1 - 08786 Capellades (Barcelona)

Introducción

Recuerdo cuando, hace ya una década, salí de excursión algunos domingos de un mes de mayo con un grupo de personas discapacitadas y con los voluntarios de Marigliano (Nápoles). A lo largo de la mañana, todos los que tenían la alergia conocida como fiebre del heno fueron presa de ataques de estornudos en un momento u otro (¡a diferencia de mí, que todavía tenía la costumbre de desayunar sopa de leche!). Yo, que había tenido fiebre del heno desde siempre, una de aquellas mañanas de primavera me regodeé pensando que ya había superado mis problemas de alergia. En cambio, cuando un mediodía me senté a la mesa, la realidad hizo acto de presencia. Mi comida campestre de aquel día fue, como siempre, pasta con queso, pan y mozzarella, y a las pocas horas sufrí un ataque de fiebre del heno que me duró hasta la noche. Padecí el mismo tormento que había visto en la piel de los demás durante la mañana. Pensarás que entonces me di cuenta. Sin embargo, no es así. Sencillamente, la decepción de aquella tarde sustituyó a la esperanza de la mañana. En aquella época, las «creencias erróneas» me impedían ver muchas cosas, incluso las más evidentes, como que la mozzarella, un alimento natural y saludable (incluso indispensable para muchos) podía provocar alteraciones en el organismo.

Sin embargo, «las dietas sin productos lácteos son la única manera realmente eficaz de aliviar afecciones agudas y crónicas de todo tipo» (Frank Oski, *Don't Drink That Milk*). «Las dietas sin productos lácteos mejoran las alergias de todo tipo... la sinusitis crónica, las alergias a los alimentos, la sensibilidad química» (Sigrid Flade, *Allergien Natürlich Behandeln*, Grafe und Unzer, 1988). «Eso es así porque los productos de la digestión de la leche crean grandes cantidades de mucosidad, sobrecarga y dificultades en el proceso de la digestión» (Kristina Turner, *The Cookbook Self-Healing*,[1] Eathstone Press, 1987).

Como la caseína de la leche bovina se desnaturaliza mediante la pasteurización, su consumo es responsable del aumento de la permeabilidad intestinal (capítulo 1). Los restos de la mala descomposición de las proteínas lácteas dan lugar a una sobrecarga del sistema nervioso, así como a situaciones predecibles y comprobadas de sensibilidad inmunológica. Al destruirse la enzima fosfatasa en el proceso de pasteurización, se absorbe mucho más calcio de lo previsto. Francis Pottenger expone una interesante evaluación clínica: «Radiografías de bebés alimentados desde una edad temprana con leche procesada térmicamente mostraron unos huesos menos densos y compactos, unos depósitos minerales anormales y una estructura torácica y unos arcos

1. «El libro de cocina de autocuración». *(N. del T.)*

dentales menos desarrollados. En contraste, los niños que fueron alimentados con leche cruda no presentaron dichas alteraciones y sus huesos estaban bien mineralizados». Y concluye: «Algunos de los factores contenidos en la leche son termolábiles. Por eso la leche pasteurizada se convierte en un alimento cuyo consumo impide el desarrollo adecuado del niño, especialmente los huesos» (capítulo 4). Y el calcio no absorbido produce la calcificación inadecuada de los tejidos blandos (capítulo 4).

La leche comercial contiene un exceso de componentes para nuestro organismo (como la fenilalanina, la tirosina, el fosfato, la ADH, también llamada «hormona antidiurética», o la IGF-I, conocida como «somatomedina»...) que a las personas con cierta predisposición pueden causarles secuelas graves o, más comúnmente, enfermedades crónicas degenerativas. Algunos de estos componentes se acumulan en los receptores de diversos órganos y en el sistema endocrino (capítulo 5).

Aparte de los síntomas, hay consecuencias a largo plazo, pero de evolución silenciosa, para los consumidores de leche comercial, tales como arteriosclerosis (capítulo 2), crecimiento acelerado y dilatado de los órganos (capítulo 5), o resistencia a la insulina (capítulo 5). En fin, una verdadera carrera de fondo que abarca amplios períodos de tiempo.

En este libro, el aprendizaje de los diversos mecanismos va acompañado del apoyo de cientos de ejemplos en forma de explicación de casos clínicos. Se hace referencia a la historia y a la ciencia continuamente (incluso se relatan casos de personas famosas o de los personajes de una novela de Dickens) para eliminar esa pátina de inexactitud y parcialidad que fue construida para mayor gloria de la leche comercial.

En 1998 mantuve una conversación con mi amiga Tia, y las alergias fueron el primer argumento que trató de explicarme: «Para que mejore la molesta fiebre del heno, a veces basta con eliminar la leche durante el período de polinización. De hecho, el período de polinización no es más que un detector de la predisposición atópica agravada por el consumo de productos lácteos». Tia ha sido mi guía en los temas relacionados con la leche, entre otros. Y ahora me gustaría comentar que cuando hablo de Tia en el libro, me refiero a ella como al «oráculo». Y, ¿por qué el oráculo? Pues porque en la película *Matrix* recibe al protagonista en la cocina mientras prepara dulces, y en nuestra primera reunión tuvo lugar una escena muy similar. Como el protagonista de *Matrix*, en ese momento yo todavía no era capaz ver muchísimas cosas, y mi objetivo era recopilar información útil para mi libro sobre la toxicidad de las amalgamas dentales. Al final de este libro que tiene entre las manos, entre otras cosas, hay una docena de recetas alternativas fáciles (al estilo de Tia), por ejemplo, de la leche de cáñamo o de almendra, de la crema de plátano, del «yogur rojo» o del helado vegano entre otras (capítulo 6).

La mayor parte de mi trabajo en este manual ha sido llevar a cabo una investigación científica e histórica muy precisa. Se necesita tiempo, curiosidad y tenacidad, pero no es imposible. Resultan de ayuda, por supuesto, las frecuentes visitas a las grandes bibliotecas. ¿Y qué decir de la capacidad del oráculo, incluso sin estos estudios, para conocer con gran precisión el gran número de alteraciones provocadas por el consumo de leche y queso?

Mi cara, mis orejas y mis ojos podían decirle al oráculo (sin que yo supiera nada) que sufría una intolerancia crónica como consecuencia del consumo de productos lácteos: mi piel pálida y fina, o algunos miembros de mi cuerpo excesivamente largos. En su infancia, seguramente muchas personas desarrollaron síntomas por el consumo continuado de lácteos: regurgitación, infecciones de oído, infecciones recurrentes, etcétera (para su diagnóstico, *véase* capítulo 3). En el capítulo 2 se describen diversos aspectos de los síntomas de la intolerancia a la leche.

Cada año veo más y más personas que padecen catarros de origen alérgico, mientras que el estado de mi mucosa intestinal ha mejorado mucho después de descubrir mi intolerancia a la leche, y también mi alergia al polen se ha convertido ya en un recuerdo lejano.

Una vez, después de asistir a una misa dominical, me encontré con un viejo amigo que aquella mañana sufría un ataque de fiebre del heno especialmente fuerte, algo poco frecuente en él. Le dije que debía de haber comido mucha mozzarella y otros quesos la noche anterior. Me miró sorprendido: «Sí, es verdad. Pero ¿cómo lo sabes?».

Causa y efecto están relacionados por una ciencia olvidada. Y así, a veces, se cumplen las predicciones.

Incluso en la historia de la intolerancia a la leche de John F. Kennedy podemos incluir una forma persistente de fiebre del heno. Cuando contaba diez o doce años de edad, el futuro presidente empezó a tener molestos resfriados que se repitieron en su edad adulta. Las alarmas de intolerancia a la leche habían sonado repetidamente desde sus primeros años de vida, con infecciones de oído recurrentes y bronquitis. «¡Beba mucha leche!». Un médico aconsejó al vástago de los Kennedy, cuando éste ya había cumplido los trece años de edad, una cura a base de leche (aunque ya la tomaba de forma continua), y en pocos meses aparecieron graves trastornos intestinales. El problema continuó siendo un misterio a pesar de varios ingresos hospitalarios sucesivos: los médicos fueron incapaces de identificar la causas de la colitis ulcerosa recurrente del niño, ni siquiera durante su estancia de dos meses en la Clínica Mayo. Cuando ya era adulto (según se informa en varias biografías de Kennedy), el futuro presidente comía a menudo sándwiches de queso, de queso crema y otros productos lácteos, y seguía especialmente encariñado con su tazón de leche. Imagínate a Kennedy en el Salón Oval, en medio de la crisis de los misiles rusos en Cuba, con la posibilidad de que Estados Unidos entrara en una guerra nuclear (nunca se ha estado tan cerca del cataclismo). Aquella reunión fue grabada, y en algún momento, mientras el presidente está claramente en un estado de estrés intenso, se oye: «John, ¿te traigo un tazón de leche?».

1
Caseína
(consecuencias sobre la mucosa intestinal)

Entre los componentes de la leche desnaturalizada mediante la pasteurización se encuentra su proteína más conocida, la caseína, que cuanto más se deteriora como consecuencia del tratamiento térmico sufrido, más conduce a la permeabilidad de la mucosa intestinal si se utiliza como alimento.

Dado que la caseína en la leche de vaca es ochenta veces mayor que en la leche humana, en el estómago del recién nacido la primera se coagula en escamas muy grandes, de difícil digestión, mientras que la leche materna produce escamas pequeñas.

¡Un ternero tiene cuatro estómagos! Los 3.200 miligramos por litro de beta-caseína de la leche de vaca van destinados al ternero; a los bebés humanos tan sólo los 40 miligramos por litro (de alfa-caseína) de la leche humana.

La caseína representa el 80 % de las proteínas de la leche de vaca. Como sustancia pegajosa, la caseína desnaturalizada térmicamente sirve, por ejemplo, para mantener adheridas las etiquetas a las botellas de cerveza. Este fin de semana, cuando te tomes el aperitivo, intenta quitarle la etiqueta a un botellín de cerveza.

Los residuos de la descomposición bacteriana de la caseína producen en nuestro tracto digestivo una gruesa mucosidad fibrosa que afecta a todas las funciones y órganos. Este fenómeno sólo está destinado a aumentar, ya que la enzima renina en las paredes del estómago (lo que ayuda a la predigestión de la proteína) no estará presente en el organismo más allá de los dos años de edad.

Consideremos por un momento la leche desde el punto de vista de los aminoácidos del organismo. Éstas son precisamente las proteínas de las grandes cadenas de aminoácidos (180 pequeñas unidades en la misma molécula en el caso de la caseína).

La digestión restituye los aminoácidos individuales de la caseína (pero esto también se aplica a otras proteínas de la leche: la alfa-lactoalbúmina, la beta-lactoglobulina, la xantina oxidasa, etcétera), pero sólo:

1. Si hablamos de la caseína original de la leche cruda, porque la caseína de la leche pasteurizada se desnaturaliza de manera irreversible a causa del tratamiento térmico.

2. Si se transmite junto con las enzimas de la leche cruda, porque con el tratamiento térmico de la leche desaparecen.

La leche de vaca es diferente en muchos sentidos (casi todos) de la leche humana, no sólo por el contenido de caseína. La proteína beta-lactoglobulina que contiene la leche de vaca no se encuentra en la leche humana. La leche de la mujer es rica en ciertos aminoácidos (taurina, poliaminas, etcétera), que parecen ser específicos para el desarrollo del cerebro humano. En la leche de vaca abundan los aminoácidos libres, y los que para nosotros son de mala calidad. Estamos hablando de la fenilalanina y la tirosina, a la que los bebés humanos tienen una tolerancia más bien limitada: su exceso puede producir daños en el encéfalo.

El pueblo itálico que tuvo ovejas o animales de tiro antes que ningún otro fue el etrusco. Para estos individuos, los niños que recibían leche de la misma madre tenían una relación de sangre, de parentesco, y se consideraban pertenecientes a la misma familia de los hijos de las mujeres que los habían amamantado.

La entrada de Hércules en el Olimpo, representado por el dibujo de un espejo etrusco de marfil, actualmente expuesto en el Museo Arqueológico de Florencia, también habla de esto: Hércules es amamantado por Hera, la madre de todos los dioses, la única forma de llegar a ser realmente un dios.

Durante el período de lactancia del bebé, al combinar la leche materna con la comercial, se obtiene un alimento mediocre en lugar de uno ideal.

En cuanto al obligatorio tratamiento térmico, muchos investigadores han demostrado que incluso los terneros sufren daños cuando se les da leche pasteurizada en lugar de la leche cruda de la madre. Su resistencia a las enfermedades, su morfología y su comportamiento sufren un deterioro físico (McCandlish y Black, 1932, del West of Scotland College of Agriculture).

El profesor Werner Kollath (Lugano, 1969) ha demostrado que cuanto más intenso es el tratamiento térmico sufrido por la leche, más pierde la proteína su carácter «nativo»: este cambio desfavorable se llama *desnaturalización* de las inmunoglobulinas, de las tres principales proteínas lácteas y otras inmunoproteínas menores y menos conocidas. En sus experimentos, Kollath pudo establecer que las ratas que fueron alimentadas con caseína de leche cruda de vaca gozaban, incluso durante varias generaciones, de buena salud. En cambio, las ratas que fueron alimentadas con caseína tratada a 73 °C empezaron a tener problemas de salud. Si la caseína desnaturalizada era la única fuente de proteínas, los daños eran claramente visibles a corto plazo. Y si la caseína desnaturalizada se utilizaba como un complemento de la dieta estándar, los daños quedaban «enmascarados» y se requería mucho más tiempo para poder diagnosticarlos.

El experimento más famoso, y llevado a cabo en un período de tiempo muy largo (1927-1942), fue dirigido por el doctor Frances Pottenger. Se dividió una colina (anteriormente ya habilitada como refugio de gatos) en dos áreas cercadas; a una de las dos colonias se le añadió leche cruda de vaca a la nutrición básica, y a la otra, en cambio, se le proporcionó leche pasteurizada.

Los gatos que consumieron leche cruda gozaban de buena salud y eran longevos con una vida libre de cualquier señal de enfermedades degenerativas. Aquellos que consumieron leche pasteurizada sufrieron patologías graves (vómitos, diarreas), y a largo plazo sucumbieron a enfermedades degenerativas de todo tipo. Después de tres *de*-generaciones, los gatos alimentados con leche pasteurizada se habían deteriorado de tal manera que la disfunción reproductiva se hizo común, la descendencia fue visiblemente más débil y más propensa a las enfermedades. Sus caras se volvieron más estrechas, los huesos y la estructura del cuerpo presentaron pequeñas imperfecciones, y la malformación dental y el carácter violento aumentaron.

Pottenger comenzó a alimentar con leche cruda a este grupo de gatos «en mal estado», y comprobó que pasaron cuatro generaciones antes de que aparecieran algunos individuos con el esplendor y la forma de los antepasados que se habían alimentado de leche cruda. Sin embargo, los gatos alimentados con leche cruda empezaron a tener un mejor aspecto. Sus hocicos se hicieron más anchos, el perímetro de la pelvis aumentó, los huesos se volvieron más sólidos, y los dientes más hermosos y fuertes. Se obtenía, en definitiva, una «tribu» de ejemplares felices.

Los efectos nocivos de la leche comercial se explican principalmente por la química de la caseína. Desnaturalizar la caseína produce el efecto adverso de una alterada permeabilidad intestinal.

Theodorou (1994) y Meddings (1999) han demostrado claramente que al alimentar a ratones con un determinado volumen de caseína (además de la dieta estándar), se obtenían los niveles deseados de permeabilidad intestinal alterada. Si se usa caseína desnaturalizada, las consecuencias son pésimas, en la misma medida del grado de desnaturalización sufrido por la caseína.

Es mejor, por supuesto, si usamos la caseína de la leche cruda de vaca (es decir, no desnaturalizada térmicamente). Y aún mejor si la caseína no desnaturalizada se predigiere en cadenas proteicas más pequeñas. Un mecánico sabe que un motor se deshabitúa a funcionar con un combustible de mala calidad, y, de manera inevitable, se deteriora aún más que si se hubiera utilizado con un combustible ideal. Las vellosidades resultan menos densamente compactadas para aquellos que crecieron con fórmulas artificiales de leche bovina. Contamos con una construcción de los tejidos más pobre si la comparamos con la ideal (Go, 1994).

> Datos experimentales en humanos han confirmado que cuanto antes se cambia de la lactancia materna a la leche comercial, con más rapidez se obtiene un desarrollo acelerado, pero inmaduro, de la mucosa del intestino delgado.
>
> DVORAK (2000)

Al comparar grupos amamantados por sus madres con los alimentados con leche comercial común (Cummings, 1991), se comprueba que la adhesión bacteriana, la penetración y el paso de virus a través de la mucosa intestinal aumenta en el segundo grupo.

El incremento de la permeabilidad intestinal como consecuencia del consumo de productos lácteos es algo que se ha comprobado muy bien. Sin ir más lejos, los investigadores que necesitan «producir» animales de laboratorio con permeabilidad intestinal les proporcionan una dieta basada en la leche de vaca.

> Los niños no siempre tenían una reacción clínica al consumo de leche, pero cada vez que iniciaban el consumo comenzaban a empeorar los datos sobre la permeabilidad de la mucosa intestinal.
>
> HEYMAN (1990)

> El parámetro de control para medir la «función de barrera intestinal» empeora hasta cinco veces también cuando el mismo experimento (sustituir la lactancia materna por el consumo de leche comercial) se lleva a cabo con crías de ratones.
>
> HEYMAN (1990)

> El consumo prolongado de leche pasteurizada, a pesar de no determinar de inmediato síntomas clínicos en los niños objeto de la investigación, provocaba una mayor proliferación de la mucosa intestinal.
>
> IYNGKARAN (1989)

El examen histológico, además de problemático en la práctica, puede proporcionar relativamente pocos indicios de este fenómeno de mayor permeabilidad:

> La situación histológica no se ve macroscópicamente alterada, aunque a veces se registra cierta depresión de las enzimas disacaridasas.
>
> IYNGKARAN (1979 Y 1988)

> Tan pronto como en los bebés se pasa de la lactancia materna a la leche comercial, los parámetros de control empeoran: se produce una mayor permeabilidad intestinal.
>
> JALONEN (1991)

> En el grupo alimentado con leche pasteurizada se evidenciaba una mayor permeabilidad intestinal, es decir, a través de la mucosa intestinal se transportaban moléculas más amplias y en mayor número, y la degradación de las moléculas por la mucosa intestinal era menos eficiente.
>
> PESSI (1998)

Una barrera intestinal permeable predispone a la asimilación anormal de los antígenos (Teichberg, 1990). Éstos son transportados en mayor número a las partes internas de la mucosa intestinal (placas de Peyer) y, al convertirse este proceso en algo crónico, con el tiempo, tienen lugar las enfermedades atópicas (dermatitis, catarros alérgicos, asma, etcétera) o las inflamatorias crónicas, e incluso episodios de autoinmunidad.

A medida que aumenta la permeabilidad intestinal, el individuo se torna más susceptible a las enfermedades típicas de su edad y su constitución.

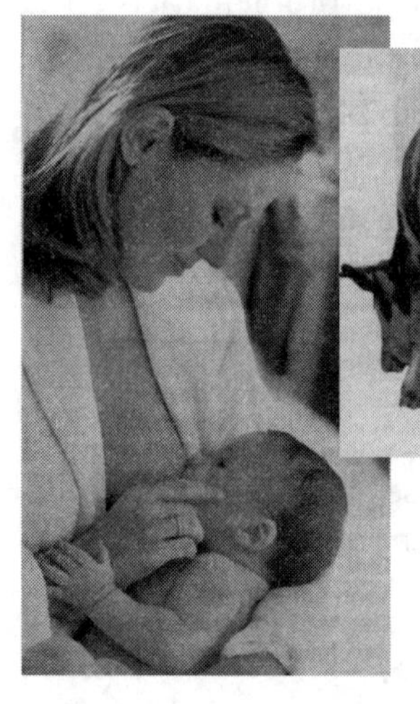

Entre los componentes de la leche desnaturalizada por la pasteurización se encuentra su proteína más conocida, la caseína, que cuanto más deteriorada está por el tratamiento térmico sufrido, más conduce a la permeabilidad de la mucosa intestinal si se utiliza como alimento.

(Theodorou, 1994; Meddings, 1999)

Los desechos de la caseína (consecuencias para los receptores opioides)

El resultado final de la digestión ideal de las proteínas de la leche es el aminoácido único. Por desgracia, el componente proteico de la leche comercial está destinado a convertirse en una fuente de desechos, es decir, fragmentos de 7 u 8 (también 15) aminoácidos aún encadenados entre sí. Estas moléculas (llamadas *péptidos opioides* o *casomorfinas*) empiezan a ser vehiculadas a través de una mucosa intestinal permeable. Y terminan por causar interferencias en los receptores opioides.

Los receptores opioides están en todas partes; los hay para casi todas las funciones, y son particularmente numerosos en el cerebro, en el tracto digestivo y en las hormonas del sistema endocrino.

Shattock (2000), durante la evaluación decenal de los perfiles urinarios de miles de personas, pudo demostrar que la concentración y el tipo de péptidos lácteos que se encuentran en la orina varían de una forma predecible en función del tipo y la gravedad de la sintomatología, en particular:

1. Efectos sobre la memoria y el aprendizaje.
2. Cambios en los patrones de sueño.
3. Alteraciones en los patrones electroencefalográficos.
4. Comportamiento.
5. Estreñimiento y desaceleración de la peristalsis.
6. Efectos sobre el sistema inmunológico.

Un ejemplo muy útil es el de la melatonina: como casi todo en nuestro cuerpo, la química de las hormonas del sueño depende de los receptores opioides. Pero éstos sufren el consumo de caseína cuando produce casomorfina y péptidos opioides. Por tanto, no es de extrañar que conduzca a trastornos del sueño.

Trastornos del sueño

Lecks (1986) informa de casos clínicos de trastorno del sueño que se han resuelto tras dejar de consumir productos lácteos: «Cuando no se puede encontrar ninguna causa evidente del insomnio crónico, para excluir el eventual papel de la intolerancia a la leche de vaca debería realizarse un ensayo que consistiese en dejar de tomar leche».

Al seguir una dieta sin leche ni productos lácteos, numerosos parámetros tendieron a mejorar, durante el período de suspensión, en los niños con problemas de comportamiento, en particular la halitosis y los desvelos durante la noche: el sueño mejoró y se alargó, y en general e produjo una notable mejora en el comportamiento.

KAPLAN (1989)

Kahn (1985) realizó un estudio con bebés menores de seis meses de edad, que consistió en eliminar la leche de vaca en treinta de ellos que tenían problemas de sueño. Por la noche dormían una media de cuatro horas y media y despertaban a los padres un promedio de cinco veces. A dos de ellos los habían tratado con fenotiazinas, sin ninguna mejoría. En toda la serie de pruebas médicas y psicológicas estándar no se encontró ninguna causa

para el insomnio crónico. A las dos semanas, el sueño se normalizaba en todos los neonatos alimentados sin leche de vaca. En la alimentación de cuatro niños se reintrodujo la leche de vaca, y en el plazo de una semana, los cuatro sufrían importantes trastornos del sueño.
La leche de vaca se eliminó de nuevo de su alimentación, y el sueño volvió a la normalidad.

Kahn (1988) recoge datos de otros diecisiete pacientes con problemas de sueño para los que no se había encontrado ninguna explicación, a pesar de que se habían hecho todo tipo de pruebas clínicas, y escribe que después de siete semanas de eliminación de la leche en su alimentación, en los pacientes de corta edad se advirtieron notables mejoras en el sueño y en el registro poligráfico del mismo: en la práctica se redujeron los desvelos frecuentes (–41,7 %), se produjo un aumento en el tiempo total de sueño nocturno (+22,7 %) y del sueño de mejor calidad, tipo NREM2 y 3 (+387,9 %).

Durante un período posterior de seguimiento, todos los valores se habían normalizado por completo y no eran diferentes de los otros cuarenta niños de control de la misma edad.
La prueba de provocación produjo una reaparición del insomnio y un comportamiento nervioso en dieciséis de los diecisiete pacientes.

Kahn (1989)

Hanninen (1999) informa de que la calidad del sueño mejoraba con la dieta sin leche y sin productos de origen animal en un estudio con pacientes que padecían artritis reumatoide o fibromialgia.

Los péptidos opioides nos proporcionan la explicación de los innumerables efectos en el organismo humano causados por el consumo de leche cuando su concentración en ciertas zonas supera cierto valor umbral.

Se ha descubierto que el metabolismo del L-triptófano[2] y la disponibilidad de serotonina (que tanto lugar ocupan en la farmacología psiquiátrica) dependen de la función de los receptores opioides, y que la intolerancia a la leche (en particular la aparición de casomorfina) puede contribuir a interferencias y a malos funcionamientos (Ledochowski 1998).

En un momento dado, la nube de casomorfina alcanza a nivel local una concentración superior al valor umbral de activación de *un determinado mal funcionamiento* o una mala acción. El valor umbral de activación sufre, obviamente, la contribución de otros factores nocivos.

Las personas que tienen mayor facilidad para alcanzar estos valores umbral en ciertos órganos también son las que poseen una notable permeabilidad del intestino grueso (por daños tóxicos) o, en el caso del cerebro, permeabilidad hematoencefálica.

En un estudio realizado por Uhlig (1997) sobre niños con déficit de atención y síndrome de hiperactividad se demuestra una correlación entre la actividad eléctrica cerebral y el consumo de alimentos productores de casomorfina y gluteomorfina (es decir, caseína y gluten): al suspender la ingesta de estos productos también desaparecían los síntomas mentales y del comportamiento.

Pelliccia (1999) examinó mediante electroencefalogramas a tres niños con problemas de conducta sujeta a crisis

---

2. Aminoácido esencial en la nutrición humana. *(N. del T.)*

epilépticas. «En lugar de utilizar agentes anticonvulsivos, el tratamiento consistió en la eliminación de los productos lácteos de la dieta.» El resultado fue una mejora en el comportamiento de los niños y la desaparición de las anomalías electroencefálicas relacionadas con la actividad epiléptica.

Con respecto a la esquizofrenia, ahora ya es indiscutible la correlación entre la enfermedad mental y los opiáceos alimentarios y los desechos de la caseína y del gluten. Dohan (1966, 1973, 1983) fue uno de los primeros en descubrir que los síntomas de la esquizofrenia se reducían cuando estos pacientes seguían una dieta sin gluten ni caseína.

Según Cade (1999) y Shattock (1998), el 95 % de los pacientes con autismo y esquizofrenia tiene en sangre y en orina niveles de proteínas de leche mal digerida cien veces superiores al promedio. Estos niños también presentaban un problema en la barrera hematoencefálica, que se veía seriamente comprometida por la acción de los metales tóxicos de las vacunas infantiles cuando todavía estaba en la fase de mielinización.

La epilepsia casi siempre mejora cuando se eliminan los productos lácteos, de acuerdo con las observaciones de Jakobsson (1985), Reichelt (1990 y 1998), y Frediani (2001). La interferencia de la casomorfina juega un papel clave en esta enfermedad, y se pueden obtener resultados excelentes con la erradicación de los productos lácteos en la dieta. El doctor Joseph Mercola escribe:

> La eliminación de la leche es una prioridad absoluta para el tratamiento del autismo, del déficit de atención y de la hiperactividad. Cualquier persona que quiera hacer frente a estas patologías sin eliminar la leche se equivoca y pierde el tiempo.

Lucarelli (1995) informa de 36 casos de autismo en los que los pacientes notaron una mejoría en los síntomas después de dos meses de eliminar la leche de vaca de su dieta. Murray (1979) escribe:

> He conocido a muchos pacientes que experimentan cambios importantes en los patrones de conducta al ingerir productos lácteos, y que mejoran mucho cuando no los consumen.

El cerebro es un órgano que utiliza de un modo muy amplio los receptores de opioides. Un modelo experimental confirma que la casomorfina puede ejercer efectos tóxicos sobre la neurotransmisión en el sistema nervioso central. Durante una simulación (de sobrecarga metabólica de casomorfina) con animales de laboratorio, éstos adquirían conductas inquietas y corrían violentamente, les castañeteaban los dientes y se les aceleraba la respiración, y poco tiempo después se volvían inactivos, se movían menos, y finalmente se sentaban en un rincón de la jaula, asomando la cabeza entre los barrotes (Lucarelli, 1995).

Algunos investigadores que examinaron de manera repetida tejidos cerebrales descubrieron que la casomorfina se encontraba en 32 áreas diferentes del cerebro, incluidas las secciones responsables de la visión, la audición y la comunicación (Panksepp, 1979; Sandyk, 1986; Sahley, 1987; Ozonoff, 1994).

La doctora Antonia Demas (1999), de la Universidad de Cornell, demostró que se produjo una reducción de los problemas de conducta y de aprendizaje en función de la eliminación de la leche y los productos lácteos en la alimentación de los alumnos jóvenes.

O'Banion (1978), Panksepp (1979), Reichelt (1981, 1990 y 1991), Knivsberg (1990), Shattock (1990 y 1991), Williams (1991), Laurentaci (1994), Favoino (1997), Uhlig (1997), Waring (1997), Mills (1998), Montinari (1997), Shattock (1998), Shaw (1998) Whiteley (1998), Pedersen (1999) y Seroussi (2000) presentaron sucesivos informes clínicos acerca de diversas patologías.

Para la cuestión científica completa (que no entra en los límites de este texto), remito al lector al libro *Autismo*, del profesor Máximo Montinari.

La comunicación en nuestro cuerpo es posible gracias a las densas redes de receptores opioides que interpretan, captan y difunden señales, y activan reacciones. Esto sucede en todas partes: el organismo puede describirse como una «red citocínica-neuro-linfocitaria que responde a los péptidos, por ejemplo, con efectos clínicos y patológicos de la casomorfina en el sistema endocrino, el sistema nervioso, etcétera».

Llega una generación de intolerantes a la leche

Fue Gail Borden quien, en 1856, presentó la patente de evaporación de la leche. La parte sólida, con algunos conservantes añadidos, se endulzaba con azúcar y después se enlataba. En 1890 aparecieron las primeras máquinas de «ordeño al vacío». Las expectativas de las recién creadas granjas lácteas eran muy halagüeñas. Animados por la «refrigeración», por el uso de la técnica del vacío y también por el transporte, los circuitos de distribución alentaron a los de producción y sentaron las bases para que la venta de leche alcanzara volúmenes colosales, que sin esa técnica era escasa. Porque hasta entonces, la característica perecedera de la leche como bebida la había excluido de las grandes redes de distribución.

El volumen de queso producido en Estados Unidos aumentó de 144.000 toneladas en 1904 a 190.000 toneladas en 1920, y luego a un millón de toneladas en 1970. A principios de la década de 1990, alcanzó una producción de 2.720.000 toneladas, y en 2000 llegó a 3.630.000 toneladas. De la mano de estas cifras aumentó la producción de la refrigeración mecánica en Estados Unidos: 5.000 unidades en 1921, más de 1 millón de unidades en 1931 y casi 6 millones de unidades en 1937. Los primeros vehículos para el transporte refrigerado de leche y mantequilla habían aparecido en realidad alrededor de 1860, y se basaban en tecnologías de compresión de amoniaco.

¡Qué diferencia con la primera mitad del siglo XIX, cuando la venta de leche era una operación ocasional entre el agricultor y el consumidor! El carácter perecedero del producto impedía que la leche de vaca despertara interés incluso a distancias no imposibles. Al hablar de las vacas, Simons escribió:

> En su mayoría se crían para el cuero que se obtiene de su piel, y luego por su carne, que, salada, se puede almacenar durante mucho tiempo y, por último, pero sólo ocasionalmente, para la leche, que es un producto muy perecedero.

Los quesos, así como la mantequilla elaborada en casa, proporcionaban un pequeño rendimiento nada despreciable, ya que eran vendidos por los agricultores a los supermercados locales a cambio de bienes de primera necesidad (Schafer, 1922).

A principios del siglo XX, algunas empresas centralizadas comenzaron a adoptar el proceso de la pasteurización de la leche. Luego, alrededor de la década de 1930, la pasteurización aceleró y mantuvo un buen ritmo de forma permanente:

> En 1939, alrededor del 25 % del total de leche vendida era pasteurizada. [...] En 1945 se consumieron en Estados Unidos 27 mil millones de cuartos de litro de leche en forma líquida, de los cuales 18 mil millones y medio eran pasteurizados y 8 mil millones y medio eran de leche cruda.
>
> USDA (1947)

Fijamos, entonces, en 1950 (aunque por supuesto es una media) la fecha a partir de la cual todos los que han crecido consumiendo leche de vaca lo han hecho con leche pasteurizada.

Un autor que, al igual que Pottenger y otros ya mencionados, se detuvo en la diferencia que entrañaba el consumo de leche cruda y el de leche pasteurizada fue Weston Price. Su libro *Nutrition and Physical Degeneraion* (www.price-pottenger.org) surgió en la década de 1930, cuando Price dio la vuelta al mundo para estudiar a los indígenas que justo en esos momentos habían empezado a adoptar la alimentación «civilizada», es decir, rica en harina, azúcar y leche pasteurizada.

De Weston Price, quien en su viaje alrededor del mundo fue conocido como el «Darwin de la ciencia nutricional», poca gente sabe que, de vuelta a casa, comenzó a tratar a las personas con una terapia que consistía en reintroducir en sus dietas los alimentos naturales. Eliminar la leche pasteurizada de su alimentación fue la primera medida, obligatoria para evitar la degeneración de los dientes, el deterioro de las estructuras esqueléticas, la susceptibilidad a las infecciones, la degeneración de la vista y del oído, etcétera.

Los mismos pasos dio el doctor Pottenger, por lo general sólo recordado por el «Estudio Pottenger sobre los gatos» (1927-1942). Casi nadie menciona que de 1940 a 1960 fue director del Hospital Pottenger en Monrovia, desde donde lanzó esta advertencia:

> Durante quince años he reemplazado la leche pasteurizada por leche cruda de animales de pastoreo en la dieta de mis pacientes. En estos individuos, en un caso tras otro, he comprobado una notable mejoría en su salud y en la reversión de todo tipo de alergias. Si hablamos de niños, las infecciones de oído y otras infecciones suelen desaparecer para no volver a hacer acto de presencia nunca más cuando se les suprime la leche pasteurizada de la dieta.

Hess (1917), un pediatra de la Universidad de Columbia, escribió un informe tras sus observaciones de niños en el que decía: «Tras seis meses del inicio de la administración de leche pasteurizada se observan uno o más síntomas, como: cólicos, neumonía, susceptibilidad a las infecciones, problemas cutáneos, alergias, etcétera; cuando se vuelve a consumir leche cruda, los síntomas desaparecen».

A principios del siglo XX, las estadísticas urbanas de salud pública registraban casi sistemáticamente uno u otro pico de efectos adversos tan pronto como la pasteurización de la leche se generalizó en las ciudades. Cuando en 1901 una empresa de productos lácteos de Berlín comenzó a distribuir leche pasteurizada en vez de cruda, se produjo un aumento en los ingresos hospitalarios infantiles: alta susceptibilidad a las infecciones, neumonías severas, difteria nasal, furunculosis de la piel y episodios recurrentes de cólicos, entre otras cosas. Tras la investigación pertinente (Neumann, Heubner y Cassel), finalmente se decidió volver a vender sólo leche cruda, y esta extraña epidemia berlinesa experimentó una evidente regresión.

Los cambios negativos observados en casos similares de pasteurización de la leche se relacionaron, sobre todo, con enfermedades infecciosas en los niños. Tras la epidemia de brucelosis de Copenhague, Madsen realizó un estudio en el que comprobó que ningún niño que hubiera consumido leche cruda había resultado afectado. La difteria, según muchos autores, era la epidemia que afectaba en mayor medida a los grupos de niños que consumían leche pasteurizada.

En los tres principales hospitales de Toronto se registró un aumento significativo de la mortalidad tan pronto como se introdujo la pasteurización de la leche.

La famosa epidemia de fiebre tifoidea de 1927 en Montreal (con 5.353 casos y 400 muertes) sólo afectó a las familias que consumían leche pasteurizada.

La leche cruda contiene bacterias que producen ácido láctico, la protección por excelencia frente a los agentes patógenos. La pasteurización destruye tales organismos útiles, dejando al producto sin protección alguna contra las contaminaciones. Con el tiempo, la leche no pasteurizada se acidifica; en cambio, la pasteurizada se pudre. Todos los casos verificados de salmonelosis debida a la leche de las últimas décadas tienen su origen en la leche pasteurizada. En 1985, en Estados Unidos, una epidemia de estas características afectó a 14.000 personas, y la cepa de aquel lote de leche era resistente a la penicilina y a la tetraciclina (Sally Fallon, *Nourishing Traditions*, New Trend Publisher, 1999).

Volviendo a nuestra reconstrucción histórica, una pregunta al Parlamento de Inglaterra señaló que «en 1932, mientras que en 13 distritos rurales donde toda la oferta era de leche cruda no se produjeron muertes por tuberculosis, la mayoría de los daños se registraron en un área de Hertfordshire donde la leche era pasteurizada, y tuvieron lugar 45 defunciones por tuberculosis» (carta firmada por ocho diputados).

Según un estudio efectuado en orfanatos ingleses durante diez años cuyos resultados publicó el doctor MacDonald en *The Lancet* (1937), la incidencia de la tuberculosis fue un 1.400 % mayor en el grupo que consumió leche pasteurizada que en el que tomó leche cruda. La incidencia de las operaciones de amígdalas y adenoides fue significativamente mayor en un grupo de 750 niños criados con leche pasteurizada en comparación con la de otro grupo de 750 niños que crecieron alimentándose con leche cruda (Evelyn Sprawson, London Hospital, 1932).

Nunca antes de aquellos sucesos se había producido un momento tan propicio para encontrar inconvenientes en el consumo de leche, porque al ser pasteurizada, tratada y ampliamente comercializada, con el tiempo adquirió una hasta entonces inusitada capacidad de ser consumida de manera masiva. Sin embargo, es la fuerza que acompaña a los ganadores, y aquella de la que habla George Orwell.

El protagonista de su novela *1984* es un empleado, como muchos otros, que trabaja en una base de datos que nunca pasa de moda y que todos los ganadores ordenan actualizar con cuidado.

No sé si después de esta reconstrucción empezáis a sentiros como la tercera o cuarta generación criada a base de leche pasteurizada de la que hablaba Pottenger. Empieza con nuestros abuelos: muchos ya tomaban leche pasteurizada (estamos hablando de 1950), pero el consumo per cápita de productos lácteos y leche era de 30 a 60 veces inferior que en la actualidad. Después les siguieron nuestros padres, que, sin embargo, no sufrieron de pequeños el exceso de marketing de los productos lácteos para bebés.

Los niños, al tener una «de-generación» más que sus padres (con respecto a los alimentos desnaturalizados) y dos de-generaciones más que sus abuelos, son más delicados, tanto a nivel del comportamiento como físicamente, y están más expuestos a la intolerancia alimentaria que sus antepasados.

En esta última generación le damos la triste bienvenida a la intolerancia a la leche.

Numerosos autores demuestran que la introducción precoz de leche comercial en la dieta suele provocar intolerancia a la leche en la edad adulta. Es decir, aquellas generaciones de personas que consumen leche y queso sólo de adultos (pero fueron amamantados por sus madres y no han consumido leche de vaca cuando eran bebés) sufren menos intolerancia alimentaria a la leche que la generación de personas que consumen de adultos la misma cantidad de esta sustancia, pero que cuando fueron bebés tomaron leche en polvo.

Nogier hace patente un ejemplo en carne y hueso en *Questo latte che minaccia le donne* (1994):

> Patricia y Dominique son gemelas monocigóticas de treinta y cinco años de edad, y ambas, por tanto, portadoras del mismo patrimonio genético. Patricia, una joven muy bella, me solicita una visita porque sufre trastornos de infertilidad. De sus respuestas deduzco que sufre dolores en las mamas justo antes de cada período menstrual. Por su parte, no sabe si su hermana gemela, Dominique, acusa las mismas molestias. Desde mi despacho llamo a la hermana, que nos explica que nunca ha sufrido dolores en las mamas. Prescribo a ambas el test de proliferación de linfocitos en las proteínas de la leche. Patricia da un resultado positivo por caseína. Sólo Patricia, y no Dominique, fue alimentada de forma artificial al nacer (debido a que el bebé pesó 2 kg y su hermana 2,5 kg). Sólo una de las dos hermanas ha conservado la memoria inmunológica contra la caseína y, curiosamente, es la única que sufre dolores en las mamas (que desaparecen con la supresión de los productos lácteos de su dieta).

Los primeros intentos con niños

Algunos historiadores atribuyen el primer intento de vender preparados de leche de vaca para bebés a los farmacéuticos Dumas (1870), que era francés, y a Justus von Liebig (1884), alemán. La papilla Liebig era una mezcla de leche de vaca con harinas de trigo, guisantes y malta, y bicarbonato de potasio. Unos años más tarde, Henri Nestlé se jactaba en un anuncio de haber salvado la vida de un bebé con su preparado de leche Nestlé's Milk Food (en 1905 se produjo la fusión entre Nestlé y una empresa de leche condensada).

La alimentación de los bebés con leche de vaca estaba en sus inicios. En un momento en que la industria lechera comenzaba a despegar definitivamente y en que la industria cárnica sufría cierto declive, muchos ganaderos se decantaron por la producción de leche como alternativa. La leche era cada vez más barata y asequible. En Francia, los depósitos de leche fueron introducidos por primera vez en 1894 y se extendieron con rapidez a otros países europeos y a Estados Unidos.

Inmediatamente después de la segunda guerra mundial comenzó una verdadera producción en masa de preparados para lactantes a base de leche de vaca. Esta vez, la misma práctica de la lactancia fue sacudida hasta sus cimientos. Muchas mujeres de Estados Unidos entraron en el mercado laboral. Cada vez que en el curso de la historia aparece la necesidad de que las mujeres contribuyan en masa con su trabajo, inevitablemente se reduce el tiempo de lactancia de sus bebés. Pero esta vez había algo más. Ya hacía unos cien años que la producción de leche había comenzado un desarrollo exponencial. La leche condensada y los preparados a base de leche de vaca ya estaban disponibles, y la industria presionaba y promovía de manera intensa su uso a través de las estructuras hospitalarias, que eran adecuadamente financiadas por esta misma industria lechera.

En la antigua Roma, los bebés no se criaban con leche de vaca. Si analizamos la literatura de la época, vemos que incluso los bebés de los esclavos, en caso de que sus madres no pudieran darles el pecho, eran amamantados por amas de cría (Sorano, Roma, siglo I d. C, en *Gynaecology* n.º 2.1, 8-20. Tr. O. Temkin. L.). En la antigua Roma, quien no podía amamantar al bebé iba a la «columna lactaria», un mercado especial donde las nodrizas ofrecían su propia leche.

Conocemos la existencia de una casa de huérfanos en la Roma del siglo XIII, por ejemplo, que acogía a niños abandonados al nacer. Este centro organizaba su alimentación... y ¿cómo lo hacía? Los niños no eran sustentados con leche de vaca, sino con la procedente de un gran número de amas de cría (Baumslag, 1999).

Dirijámonos por un momento a la Francia de finales del siglo XVIII. Luis XVI, rey de Francia, emitió un decreto el 10 de enero de 1779 por el que ordenaba que los niños abandonados ya no fueran trasladados a París como era práctica habitual, sino que fueran confiados a las autoridades locales. Según la tradición medieval, a los niños abandonados se les buscaba una nodriza para su lactancia, y eso debía estar a cargo de la administración del lugar. Hasta entonces, llevarlos a París se había convertido en una manera de confiarlos a la custodia del rey, convirtiéndose en hijos de la corte, o *enfants du Roy*. Y esa práctica ya no era tolerada.

Las autoridades locales se quejaron de ese decreto de todas las maneras posibles porque, como leemos en las transcripciones del hospital de Reims, «será muy difícil, si no imposible, contratar a amas de cría para la lactancia materna», ni parecía apropiado alojarlos en los hospitales locales. Entre las posibles soluciones nunca se tuvo en cuenta la alimentación artificial (Reims, Hospital Council, Minutes, 17 de noviembre de 1779). La principal preocupación acerca de los niños abandonados, es decir, alimentarlos, no era una cuestión de suministrarles leche de vaca, sino de encontrar amas de cría para amamantarlos.

Si la alimentación artificial fuera una práctica difundida y bien aceptada, las autoridades locales francesas tal vez habrían optado por la creación de lugares de distribución de leche de vaca para los niños, sin duda una solución más práctica y económica, pero esto ocurre sólo un siglo más tarde, siempre en Francia, donde por primera vez se crearon los «depósitos de leche» con ese objetivo. El hecho de que los depósitos de leche aparecieran tan tarde en la historia humana es una prueba de que la alimentación de los bebés con leche de vaca no fue, hasta entonces, una práctica común y aceptada oficialmente.

El *Manuale di pediatria*, de Paul Bellardus, publicado en el norte de Italia en 1472, es el primer libro médico del cual obtenemos la confirmación de que la leche de vaca no era considerada una opción para los lactantes en esa época. En cambio, el libro dedica un capítulo entero a la descripción de las cualidades que debe tener una buena ama de cría. Hoy en día, cuando damos a nuestros pequeños productos a base de leche de vaca, ya no se describen las cualidades de una buena vaca (del ama de cría), detalle que, entre otras cosas, sería difícil, ya que un litro de leche suele provenir de no menos de una docena de vacas diferentes.

Alimentar a nuestros hijos con leche de vaca, cosa que mucha gente ha tenido mucho cuidado de no hacer, hasta hace muy poco era una práctica promovida por los cambios culturales, sociales y médicos occidentales ocurridos durante los últimos dos siglos. En esta sección podemos ver con precisión cómo, por quién y cuándo comenzó la práctica de darles leche de vaca a los niños.

Escritos antiguos de las colonias americanas nos dicen que en 1793 un hombre llamado Underwood trató de alimentar a un bebé con leche de vaca. Herbert Shelton (*Man's Pristine Way of Life*, 1968) afirma que nunca antes se había hecho. Hablamos de hace tan sólo 210 años, que no es tanto tiempo.

De hecho, esta práctica, por extremadamente rara, era por completo desconocida en Europa, y Underwood sólo fue un pionero del Oeste que acababa de llegar al Nuevo Mundo y que la llevó consigo. En un texto médico londinense de 1769, nos encontramos con una pista acerca de la práctica de alimentar a los bebés con leche de vaca. El autor comenta que esto se considera «una cosa extremadamente antinatural y de la máxima peligrosidad para la salud futura» (Cadigan, 1769).

Cadigan no habría tenido ninguna razón para hablar de ello (aunque tan sólo lo mencionara) si no fuera por el hecho de que entre 1475 y 1769, en algún punto de Europa, alguien debió de aventurarse en el inicio de esta práctica.

La ocasión de 1793 puede no haber sido exactamente la primera vez en la historia en la que se produjo un intento de alimentar a los bebés con leche de vaca, pero queda el punto fundamental que subraya Shelton: «¿Podemos decir que la leche de vaca es tan natural que ha sido siempre una necesidad para los bebés humanos?».

Raphael (1976) explica que en el siglo XVIII la población recurría a la «lactancia en grupo», pasando al bebé de una ama de cría temporal a otra, cuando «la madre no podía amamantarlo porque estaba trabajando en el campo o porque había muerto». En los demás casos, los niños eran amamantados por sus madres.

Se hace referencia aquí a las clases media y baja, ya que las mujeres de cierta clase, aunque no estuvieran imposibilitadas, solían no amamantar a sus hijos, que en ese caso eran amamantados con leche materna de amas de cría a sueldo.

Es precisamente en ese momento cuando se empezó a hablar de la leche de vaca como una opción. El doctor John Davis Bunnell, del Consejo de Médicos del Dispensario de Londres, escribió en 1817: «Se podría pensar en amamantar al bebé de manera artificial con leche de vaca, pero sólo en los pocos casos en que la propia madre no puede darle de mamar, y cuando la situación económica de los padres no les permita tener a una ama de cría viviendo bajo el mismo techo». El autor utiliza el término *feeding by hand*, es decir, «alimentación manual», que sucesivamente se referirá a la alimentación del bebé con una mezcla de leche, harina y agua.

De esta reparación o papilla encontramos huellas (la más antigua que se ha podido hallar en la literatura) en la novela de Dickens *Grandes esperanzas*: el bebé Pip fue alimentado con una preparación llamada *pap*, «que consistía en una mezcla de leche con pan y agua, todo endulzado con un poco de azúcar».

Los médicos del siglo XIX condenaron esta práctica debido a que eran «difíciles de digerir». En este sentido se comenta:

> El niño alimentado con leche de vaca es siempre grotescamente obeso, letárgico, llora, sufre enfermedades alérgicas de la piel, tiene constantes trastornos digesti-

> vos, es lento en el aprendizaje, y el olor de sus deposiciones es horrible
>
> MAYNES Y TAYLOR, 1991.

No es de extrañar, entonces, los comentarios de la hermana de Pip, para quien la tarea de cuidar del bebé era no precisamente agradable.

En la época de Dickens, el debate sobre la papilla se intensificó como nunca antes. Por supuesto, los hábitos acababan de entrar en uso, en especial entre las prácticas no muy bien escondidas de las amas de cría, que se habían convertido en una verdadera industria de la lactancia materna para los niños de las familias acomodadas.

En un estudio publicado en la prestigiosa revista médica *The Lancet* (1862), el doctor M. A. Baines afirma:

> Alimentar al bebé con productos basados en la leche de vaca ha caído en desuso varias veces, y no se tiene una buena opinión sobre ello porque, en general, sus resultados son desastrosos.

Eso ocurría hace 150 años. Michael Underwood, médico londinense, escribió en su *Tratado de las enfermedades de los niños* (1819):

> La leche de vaca ha sido universalmente considerada inadecuada como alternativa a la lactancia materna. Aquellos niños a los que se les ha sustituido la lactancia materna por la alimentación artificial resultan, sin duda, afectados por frecuentes trastornos intestinales y por la constante acidez que la leche de vaca les produce en el estómago.

Y concluye:

> Es cierto, por lo que hemos visto, que «el hombre no es una mosca»[3] ni tampoco una vaca. La leche de vaca es necesaria para el robusto ternero, pero para el delicado bebé humano es perjudicial.

Las primeras descripciones médicas de la enterocolitis infantil se remontan a un período situado entre los siglos XIX y XX, precisamente el período en que la leche de vaca se convirtió en un producto disponible a nivel comercial, y alimentar a los niños con ella era ya una práctica habitual. La enterocolitis descrita por los médicos de entonces presentaba, por lo general, un retraso en el crecimiento después del destete, caracterizado por signos clínicos en el niño tales como distensión abdominal, diarrea grasienta y maloliente y desnutrición con distrofia muscular de las extremidades (Greco, 1997).

Incluso cuando, a principios del siglo XX, los «depósitos de leche» adquirieron aún más popularidad y la publicidad a favor de la alimentación de los bebés con leche de vaca ya estaba en marcha, hubo una importante oposición a esta práctica. El doctor Abraham Jacobi (1912), presidente de la American Medical Association, describió a «los hombres de la industria lechera» como enemigos de la raza humana, y con ellos «sus enseñanzas de que las vacas son una sustitución correcta para la lactancia materna». Éstos son los datos de los que partieron sus razonamientos:

> En Colonia, en 1894, por cada 100 nacidos vivos, entre los que fueron amamantados con leche materna, 3 murieron en los primeros años de edad; entre aquellos

3. La cita hace referencia a *Essay on Man*, de Alexander Pope, un poema filosófico publicado en Inglaterra entre 1732 y 1734. *(N. del T.)*

cuyas madres dejaron de amamantarlos entre los 3 y los 9 meses, murieron 12; entre los amamantados durante menos de tres meses, 35; y entre aquellos que fueron alimentados artificialmente, 47.

La misma publicación señaló estadísticas similares con respecto a muchas otras partes de Europa, de Berlín a Londres, pasando por París. Dowham, en un trabajo efectuado durante una epidemia de bronquitis aguda viral ocurrida en una guardería, demostró que entre los niños alimentados con leche materna, el 7 % fue hospitalizado (8 de 115), en comparación con el 28 % de aquellos que fueron alimentados con leche artificial (46 de 167).

2

La carrera del intolerante

de 1 a 10 años de edad: infecciones de oído, amigdalitis, cólicos

Es probable que no sepamos que cuando la madre que está amamantando a su bebé deja de tomar leche de vaca, se produce una evidente mejoría en las otitis de su hijo (Kvenshagen, 1997).

La leche de vaca puede provocar reflujo o problemas gastroesofágicos en el bebé, incluso cuando la propia madre que lo amamanta es la que consume leche de vaca y no el niño. Davanzo (1987) describió a un bebé con estenosis al que los médicos consiguieron evitar la intervención quirúrgica ya que, mediante la eliminación de la leche de vaca de la alimentación de la madre (que estaba dándole el pecho), se consiguió la regresión de la estenosis hipertrófica del píloro.

Para Axelsson (1986), la presencia en el recién nacido de síntomas como diarrea, vómitos, cólicos, erupción cutánea o disminución de peso están de manera significativa relacionados con el consumo de leche de vaca por parte de la madre.

El niño reacciona a los fragmentos de proteínas bovinas que se encuentran en la leche materna, que le provocan cólicos (Clyne, 1991).

Jakobsson (1979) y Chong (1986) informaron de experiencias similares: los cólicos en los bebés desaparecen cuando sus madres, que los están amamantando, dejan de consumir leche de vaca. Si después del período de eliminación de la leche de vaca en la alimentación de la madre que está dando el pecho, ésta se reintroduce de nuevo en la dieta, las reacciones del niño en términos de sueño, llanto y otros síntomas quedan claramente demostradas (Jakobsson, 1983).

En niños de hasta 4 o 5 años, la intolerancia a la leche de vaca suele producir inflamación de la mucosa otorrinolaríngea, por lo que dichos tejidos se tornan un terreno fértil para las infecciones recurrentes. Algunos niños tienen infecciones de oído o resfriados recurrentes. En ese momento basta con eliminar los lácteos de su dieta durante un determinado período de tiempo para que las afecciones desaparezcan por completo.

En los casos en los que no se diagnostica la intolerancia a los productos lácteos, el niño crece con rinitis, a veces eczemas, anginas, estreñimiento y diarrea.

Por lo general, estas alteraciones se observan hasta los 6 o 7 años de edad, para luego desaparecer, para alivio de los padres. Sin embargo, la sensibilidad persiste, aunque no se presente de un modo evidente. Algunas de las alteraciones sólo aparecen en la edad adulta, sin vínculos aparentes con la leche.

La sensibilidad a la leche mediada por IgE, de tipo inmediato, es lo que esperamos encontrar en los niños alérgicos a la leche de vaca. Los anticuerpos IgE son propios del recién nacido y no duran toda la vida (la intolerancia, en cambio, persiste). Y los niños con una intolerancia severa, al cabo de los años, ya no tienen anticuerpos IgE contra las proteínas de la leche. Estos niños siguen sufriendo intolerancia a la leche de vaca, aunque su cuerpo ya no reacciona a través del mecanismo de los IgE (Hill, 1994).

Por desgracia, la monitorización clínica que se realiza, es decir, la de las inmunoglobulinas IgE contra la leche, conduce de manera automática al equívoco. La costumbre es considerar la alergia a la leche como una afección del pasado después de la disminución de los IgE específicos.

En este punto, los niños retoman el consumo de la sustancia y sus derivados. Pero la alegría por la desaparición de los IgE contra las proteínas de la leche viene compensada al poco tiempo con varias decepciones. Tras monitorizar a estos pacientes durante un período de 5 a 10 años, «el 69 % de ellos habían desarrollado asma», escribe Hill (1994). Y seguían siendo intolerantes.

«En una muestra, documentada con el *challenge text*, de 100 pacientes con reacciones a la leche de vaca cuando eran bebés, que habían retomado su consumo cuando al crecer había mejorado la afección que padecían, 97 fueron evaluados a la edad de 7 u 8 años. El 40 % de ellos tenía asma, el 21 % eczemas atópicos y el 43 % rinitis alérgica», relacionados todos ellos con el consumo de productos lácteos, a pesar de que los IgE contra la leche de vaca y sus proteínas hubieran desaparecido (Bishop, 1990).

¿Ya no existía intolerancia a los productos lácteos?

Los niños con IgE contra la leche durante la infancia, aunque desapareciera en los años posteriores, mostraron una mayor incidencia de infecciones del oído.

(Juntti, 1999)

Los niños con IgE contra la leche durante la infancia, aunque desapareciera en los años posteriores, mostraron un mayor porcentaje de intervenciones quirúrgicas de adenoidectomía o timpanostomía.

(Juntti, 1999)

Los niños con IgE contra la leche durante la infancia, aunque desapareciera en los años posteriores, mostraron más síntomas respiratorios de tipo alérgico y asma.

(Juntti, 1999)

Por culpa de este error, es decir, reintroducir la leche por la normalización de los IgE Rast, «estos niños sensibilizados a las proteínas de la leche de vaca se enfrentan a un riesgo mayor de desarrollar asma en una etapa posterior de su vida».

(Baena-Cagnani, 2001).

Los niños diagnosticados de alergia a la leche de vaca en la infancia, en los que los IgE específicos habían desaparecido en los siguientes dos a tres años de vida, fueron considerados no alérgicos. Cuando se les sometió a revisiones a la edad de 10 años, la incidencia de asma, rinitis alérgica, dermatitis y otitis recurrente fue de 3 a 4 veces mayor que en el grupo de control.

(Tikkanen, 2000)

Al ser considerados no «alérgicos a la leche», el médico permitía que el paciente consumiera productos lácteos, pero a posteriori se descubría el precio que debían pagar estos pacientes por volver a consumir estos productos.

Otitis

El doctor Raymond Francis (Massachusetts Institute of Technology):
Las infecciones de oído son otro problema causado por la leche de vaca. La mayoría de las otitis se puede prevenir mediante la eliminación de los productos lácteos en la alimentación del niño.

El doctor Marcus Miller (1994) informó que las infecciones recurrentes del oído se eliminaban casi por completo en algunos de sus pacientes que se pasaban a una dieta sin leche ni huevos. Esto coincide con las observaciones decenales del doctor Frank Oski, de David Miller y de los doctores Calvin y Agatha Thrash.

Frank Oski (1992): «El 60 % de las otitis en niños menores de 6 años de edad están causadas por el consumo de leche de vaca». El 86 % de las infecciones de oído mejoraba después de que los niños dejaran de consumir leche de vaca (Nsouli, 1994), *incluso cuando las pruebas de alergia daban un resultado negativo.*

Juntti (1999), un investigador finlandés, llegó a la conclusión de que los niños con alergia a la leche de vaca tienen un elevado riesgo de padecer otitis: el consumo de leche provoca una reacción en la respiración de los niños, lo que, a su vez, precede a las infecciones de oído.

Reflujo gastroesofágico

Iacono (1996) examinó a 204 pacientes jóvenes con reflujo gastroesofágico e identificó 85 casos en que la eliminación de la leche de vaca y los productos lácteos condujo a la completa solución del problema. Para confirmar que el reflujo fue causado por la intolerancia a la leche de vaca, la reintroducción de la misma en dos etapas dio lugar a una recaída.

Cavataio (1996 y 2000) señala:
La intolerancia a la leche de vaca es con frecuencia la causa del reflujo gastrointestinal en los niños, por lo que debería sospecharse en todos los casos de este factor.

Garzi (2002) monitorizó, en el caso de reflujo, el «tiempo de vaciado gástrico», y demostró una mejoría clínica de este parámetro como consecuencia de la eliminación de la leche de vaca de la dieta, y esto tanto en pacientes que presentaban IgE contra la leche como en aquellos en los que no aparecían (de nuevo, esto nos muestra que la detección de IgE no nos dice mucho acerca de la intolerancia a la leche). Ventura (1986) describe el caso de 9 bebés (de 1 a 6 meses y medio de edad) en el que una patología de gravedad quirúrgica (reflujo gastroesofágico y/o estenosis pilórica) se asoció a la intolerancia a la leche de vaca. En cada uno de estos casos, los vómitos y la falta de crecimiento persistente después de la cirugía se resolvieron mediante la eliminación de la leche de vaca de su alimentación.

Forget (1985) constató una mejoría extraordinaria, dentro de las 24 horas a partir de la eliminación de la leche de vaca de la dieta, en niños que habían sufrido reflujo gastroesofágico y vómitos recurrentes que no mejoraban del todo con el tratamiento médico convencional.

Allard (1994) explica el caso de una niña de 22 meses en la que el reflujo gastroesofágico, la tos crónica y el asma desaparecieron de inmediato una vez eliminada la leche de vaca de su alimentación.

El cólico en los bebés

El cólico infantil se define como un dolor repentino y violento que acaece en forma de punzadas: el bebé, de estar tranquilo, comienza a gritar sin razón aparente.

La relación entre el cólico y los preparados comerciales de leche ha aparecido en la bibliografía médica con mucha frecuencia (Gryboski, 1966; Harris, 1977; Townley, 1977; Jakobsson, 1979; Lothe, 1982; Karofsky, 1984; Ventura, 1987; Carey, 1989; Colon, 1989; Fischer, 1989; Forsyth, 1989; Lothe, 1989; Iacono, 1991; Campbell, 1993; Hill, 1995; Estep, 2000; Merritt, 1990). En general, los síntomas del cólico desaparecen por completo (casi inmediatamente) tras la retirada de la leche de vaca y los productos lácteos.

Estreñimiento

Diversos estudiosos han demostrado que existe una relación entre el estreñimiento crónico y la intolerancia a los productos lácteos (Chin, 1983; McGrath, 1984; Cavagni, 1994; Piotrowska-Jastrzebska, 1995; Loening-Baucke, 1998; Eigenmann, 1999; Shah, 1999; Stricker, 2000; Vanderhoof, 2001).

Iacono *et al.* (1995 y 1998) son autores de un estudio que demuestra que el estreñimiento resistente a los laxantes en los niños a menudo tiene su origen en la leche de vaca. Esta investigación, publicada en el *New*

England Journal of Medicine (1998), se llevó a cabo en un grupo de 65 niños menores de 6 años, que además de no evacuar con laxantes, sufrían fisuras perianales. El estudio se estableció de esta manera: una parte de estos pacientes, el grupo de control, continuó consumiendo una dieta estándar con leche de vaca, mientras que a los otros, en cambio, se les eliminó todos los productos lácteos de su alimentación. Cuando concluyó, y después de una semana de descanso, cambiaron las dietas: a quien había recibido leche, ahora se le eliminaban de la dieta los productos lácteos, y viceversa. El resultado fue que el 68 % de los niños estreñidos recuperaron las funciones normales cuando se eliminó la leche de vaca y que, además, en tan sólo unos días de dieta con un sustituto a base de soja, las lesiones perianales tendieron a sanar (Iacono, 1995 y 1998).

Daher (1999 y 2001) también describió a un grupo de niños que se recuperaron del estreñimiento cuando se les prohibió la leche de vaca y empeoraron al volver a consumirla *(challenge test).*
Las reacciones no son mediadas por IgE; los mecanismos exactos relacionados con este proceso requieren una mayor investigación.
El investigador señala que en ningún momento hubo motivos para sospechar de la leche, ya que no se observaron reacciones concomitantes al consumo de leche.

Diarrea

Cientos de estudios científicos confirman una relación entre la diarrea y la intolerancia a la leche, a veces atribuida a la sensibilidad intestinal a las proteínas de la leche (enterocolitis láctea), y en otras ocasiones a la intolerancia a la lactosa.

Gryboski Joyce, director del Departamento de Pediatría Gastrointestinal en la Universidad de Yale, afirma:
Vemos al menos a un niño a la semana que viene a visitarse por diarrea crónica, afección que resulta ser simplemente una alergia a la leche de vaca.

Cirugía pediátrica

Michel Odent escribió en 1980:
Como ex cirujano, para mí fue una sorpresa descubrir hasta qué punto el consumo de leche de vaca afecta a las enfermedades más comunes tratadas por la cirugía pediátrica aguda, en especial la apendicitis.

Dan Bagget, pediatra de Alabama, es uno de los médicos que en un momento dado descubrió una prevalencia casi absoluta de la intolerancia a la leche entre sus pacientes, y empezó a recomendar su eliminación de la dieta. En una carta del autor del libro *Don't Drink Your Milk* (Oski, 1992), el doctor Bagger dice:

No tengo ni un solo paciente con asma activo. Es más, mientras que antes, es decir, entre 1963 y 1967, veinte de mis pacientes necesitaron cirugía por apendicitis, en los últimos 5 años y medio sólo dos han tenido que recurrir a la cirugía para solventar esta afección, y en ambos casos se trataba de niños consumidores incorregibles de leche de vaca.

Y continúa:

Mientras que antes, entre 1963 y 1967, quinientos de mis pacientes tuvieron que ser hospitalizados (con un período promedio de hospitalización de 5 días), hoy, que los niños y las familias informados por mí han comprendido y seguido mi recomendación de eliminar la leche de sus dietas, sólo doce o catorce de mis pacientes son hospitalizados al año, y el período promedio de hospitalización es de 3 días.

Cada vez que uno de los niños del grupo de mis pacientes tiene una faringitis estreptocócica o una piodermitis, podemos comprobar que ha interrumpido el régimen sin lácteos en los 5 días anteriores al episodio. Las infecciones por estreptococos no atacan a un niño que ha descartado todo tipo de productos lácteos de su dieta. He podido hacer esta observación cuidadosa durante los últimos 5 años y medio, y hasta ahora no ha habido excepciones.

Para la amigdalitis, Luciano Proietti, pediatra del hospital Regina Margherita de Turín, comenta (febrero de 1990): Hemos observado que los niños con amigdalitis recurrente con pus y fiebre alta mejoraban drásticamente, y a menudo se recuperaban por completo, al eliminar los lácteos de su dieta.

Además, cuatrocientos niños (de edades comprendidas entre los 2 y los 15 años) que consumían pocos alimentos animales presentaban una baja incidencia de infecciones (rinitis, traqueitis, anginas) y nunca padecieron amigdalitis bacterianas purulentas, al contrario que el grupo de control de la misma edad.

Numerosos estudios revelan adenopatías en el grupo de niños que consumen leche de vaca y sus derivados en mayor cantidad y durante más tiempo. En 1980, Michel Odent realizó un estudio a gran escala sobre este tema. Y Shelton (1972) insta a los cirujanos a que consulten la extensa bibliografía médica (y a que suspendan el consumo de leche de vaca) antes de llevar al bebé al quirófano.

Una mirada a los VIP

Por supuesto, los más pequeños tienen una gran vitalidad y consiguen crecer a pesar de todos los inconvenientes a los que se tienen que enfrentar por culpa de una alimentación inadecuada para su propia naturaleza.

Agosto de 2007: el heredero al trono de Holanda, el príncipe Willem-Alexander, y la princesa Máxima pasaban el verano en la residencia de Tavernelle, cerca de Floren cia, como cada año, pero esta vez acompañados por tres médicos.

Un artículo en *Neue Woche* (n.º 33, 2007) afirmaba:

> Una infección viral ha debilitado tanto el cuerpo de la pequeña de Ariane (17 semanas) que ni siquiera los médicos saben dar una explicación o solución. A la pequeña se le suministran fuertes medicamentos para asegurar que al menos pueda dormir bien y se espera que se recupere.

Toda la familia real holandesa estaba preocupada. Día y noche los médicos cumplían con los requisitos de suministrarle los fármacos, y al estar tan pendientes de ella a todas horas hacían que las condiciones no se precipitaran. Muchos de los compromisos de su madre, Máxima, fueron cancelados debido a que también «quería hacer todo lo posible para apoyar o acelerar el proceso de recuperación de la pequeña». En 1862, el doctor M. A. Baines, profesor universitario de la época, dijo:

> Depender de la leche animal para la alimentación de los bebés es una práctica de las más desastrosas, tanto a

corto plazo, aunque la enfermedad a la que predispone no sea mortal, como a largo plazo, ya que determina una disposición a las patologías incluso en el futuro adulto.

Por desgracia, el aparato de propaganda de los ganadores (en nuestro caso, el sistema de la leche) funcionaba muy bien, por lo que millones de padres fueron inducidos a ver, impotentes, la prolongación de las dolorosas o infelices condiciones de sus hijos. Un ejemplo es la susceptibilidad a la infección de los pequeños (bibliografía, *véanse* págs. 176-177). ¡Qué triste que ni siquiera ellos, los príncipes holandeses, hubieran conocido estos estudios! La publicidad llega a todas partes.

Otro niño enfrentado a uno de los numerosos obstáculos de la carrera de las intolerancias fue Cristian, el segundo hijo del príncipe Federico de Dinamarca y de su esposa Mary. El pequeño sufría alergia al polen, y la madre debía evitar que frecuentara ciertos lugares en determinados períodos del año. También en este caso habría sido necesario que los padres fueran conocedores de cómo y por qué una de las cosas que debían evitar era la leche de vaca.

Y los problemas de avanzar por la «vía láctea» nunca terminan. Paganelli, en un artículo publicado en 1986, comentaba que una mujer había sido asmática desde los 40 años.

> Siguió bebiendo grandes cantidades de leche y consumiendo otros productos lácteos durante muchos años. Sólo a la edad de 65 años se dio cuenta de la relación existente entre la ingesta de leche y los ataques de asma, que en dos ocasiones derivaron en un choque anafiláctico, momento en que empezó a eliminar todos

los lácteos de su dieta. A partir de ese momento consiguió evitar esos graves episodios.

El actor Ulrich Pleitgen (60 años de edad, famoso en Alemania por la serie de televisión *Doktor Kleist*) tuvo que suspender la grabación del programa durante un año, cosa que le provocó también serios problemas económicos, debido a que sufría asma bronquial y apnea del sueño. Era tan grave que ni siquiera con los fármacos más fuertes conseguía dormir. Ahora está mejor, según comentó en una entrevista a los periodistas en septiembre de 2007; aún tiene que tomar fármacos, pero puede dormir, y contra el asma toma un antihistamínico en nebulizador. Los asmáticos no pueden consumir leche y sus derivados, algo que se comenta en el siguiente apartado.

De los 11 a los 20 años: urticaria, reacciones alérgicas

Una ayuda en el seguimiento de la carrera de la intolerancia a la leche de vaca viene de la mano de Raphael Nogier (1994):

> La intolerancia a los productos lácteos se produce de forma más frecuente en individuos que no han sido amamantados o lo han sido durante poco tiempo. En los dos primeros meses de vida se observan signos de intolerancia aguda a la leche de vaca, es decir, vómitos (reflujo esofágico), diarreas y dolores abdominales. En la primera infancia, estos otros signos son muy significativos: eczema, otitis media y anginas frecuentes, bronquitis asmá-

tica y trastornos del sueño. Los signos se transforman más o menos a los 4 o 5 años: urticaria debida al sol, asma, nerviosismo, trastornos del sueño y ansiedad.

Entre los 7 y los 13 años, va teniendo lugar poco a poco una hipersensibilidad a la leche, puesto que se alcanza la maduración de la mucosa intestinal y el metabolismo del adolescente cambia. Las hormonas esteroides, secretadas en ese período en grandes niveles, reducen el umbral de sensibilidad a los alimentos y a otros alérgenos.

Durante el período de pubertad, e incluso posterior a él, el médico indagará en las siguientes alteraciones:

- Signos intestinales como estreñimiento o diarrea inexplicables.
- Frecuentes cefaleas, sin un horario determinado y de difícil eliminación con fármacos.
- Los dedos, y a veces los pies, palidecen, y el frío provoca dolor (síndrome de Raynaud).
- Asma o eczema.
- Dolores en las mamas antes de la menstruación o durante la segunda parte del ciclo.
- Signos de espasmofilia, como fatiga, presión arterial baja, sensación de hormigueo en los brazos y las piernas (un aumento de la hiperventilación forzada), o cualquier otra señal de espasmofilia, como espasmos musculares, en especial en los músculos de la cara y del intestino.

Todos estos signos, por sí mismos, no son necesariamente reveladores de hipersensibilidad patológica a la leche, pero deben llamar la atención de todos modos. Si empiezan a ser muchos, y si el paciente ha sido intolerante a la leche en el pasado, entonces el médico tendrá serias sospechas de intolerancia a la leche, y, por tanto, tendrá que realizar un riguroso test de eliminación.

A modo de ejemplo, el doctor Nogier señala el caso de Gaetano, de 20 años:

> Lo atendí en abril de 1991 debido a un eczema generalizado. Había sufrido esta patología hasta los 8 años. A esa edad, la alteración ya había desaparecido y, en cambio, padecía asma (se trata de un fenómeno frecuente). Cuando lo vi por primera vez tenía un eczema importante, que reapareció de manera brutal a la edad de 18 años. Ante la sospecha de una intolerancia a la leche, le prescribí una estricta dieta sin lácteos durante tres meses. Regresó después de ese período de tiempo, y su eczema había mejorado en un 70 % y toleraba el sol. Prolongué la prescripción de abstinencia de productos lácteos, y en octubre el eczema ya había desaparecido.

Urticaria

La urticaria es un síntoma clásico de la hipersensibilidad a las proteínas de la leche de vaca. Descubrir el nexo causa/efecto es fácil, incluso sin necesidad de acudir a un especialista. Esta correlación ya fue descrita por Hipócrates y otros autores griegos antiguos. En aquellos tiempos, el paciente iba al médico y éste le explicaba que la culpa era de la leche de cabra. Hoy en día, el paciente con urticaria va al médico y vuelve feliz a su casa con una pomada que se la curará. A veces, la erupción aparece de nuevo, y en otras ocasiones se hace resistente a la pomada. Con el tiempo, el paciente se acostumbra, la enfermedad se vuelve incurable o psicosomática, y esto sin que ni siquiera se haya sospechado de la leche de vaca. Sé todo esto porque éste es un camino que yo mismo he tenido que recorrer.

A una amiga mía le hicieron una propuesta. Formaba parte de un grupo de pacientes en un protocolo de estudio con un nuevo fármaco experimental. El medicamento producía somnolencia y otros problemas, como me informó ella misma, pero no solventaba los problemas de urticaria. Obviamente, después de leer el borrador de este libro hace tres años, mi amiga, que tenía 34 años, decidió suprimir los productos lácteos de su dieta, y ha logrado una mejoría sin precedentes en lo que respecta a la urticaria.

Entre los autores que han verificado la relación causa/efecto entre la urticaria y la intolerancia a la leche de vaca se encuentran los siguientes: Anderson (1997), Atherton (1984), Andre (1989), Ciprandi (1989), Drouet (1997 y 1999), Eigenmann (1999), Foucard (1985), Ferguson (1992), Firer (1987), Guillet (1993), Heine (2002), Hill (1986, 1988, 1989 y 1993), Isolauri (1990 y 1996), Jarvinen (1998), Koers (1986), Koya (1990), Legrain (1990 y 1993), Lessof (1985), Le Sellin (1997), Malanin (1991) Marini (1996), Molkhou (1987), Oehling (1997), Oranje (1991), Paranos (1990 y 1996), Perkkio (1980), Prahl (1988), Ragno (1993), Reekers (1996), Rudzki (1985), Saarinen (2000), Salo (1986), Sampson (1995), Suomalainen (1994), Stintzing (1979), Takahashi (1998) y Zanjanian (1976).

También hay datos disponibles en:
www.ncbi.nlm.nih.gov/entrez/query.fcgi?db=PubMed

Businco (1981) informó de que una niña de 6 años de edad que había sufrido previamente urticarias e infecciones recurrentes del oído (la habitual carrera «atópica» de los alérgicos a la leche) tratadas con medicamentos experimentó una extraordinaria mejoría en el asma después de la supresión de la leche en su dieta.

Asma, alergias estacionales

El asma, las alergias estacionales y otras formas alérgicas de diversos tipos se asocian a un estado de permeabilidad intestinal alterada, lo que se puede prevenir con una dieta adecuada, sobre todo sin leche de vaca (Staiano, 1995).

La intolerancia a la leche es una posible causa de rinoconjuntivitis, según observaciones de Bernaola (1994).

La relación entre el asma y la sensibilidad a la leche es muy fuerte: en realidad no existe un paciente que no pague un alto precio por el consumo de productos lácteos (Santiago, 1980).

Tampoco hay que perder de vista otras situaciones que contribuyen a la alta elevada permeabilidad intestinal documentada en el asma, como, por ejemplo, otros antígenos alimentarios y las intoxicaciones (amalgamas dentales, metales pesados, etcétera).

Koerse (1986):
La supresión de todos los productos lácteos de la alimentación fue la única medida terapéutica que condujo a la eliminación de los síntomas en el caso de una mujer de 22 años ya hospitalizada en varias ocasiones por ataques de asma severos.

Lemoh (1980):
El asma desapareció en una niña de 9 meses después de la eliminación de la leche de vaca de su dieta.

También Olalde (1989) observó que «una vez la leche y los productos lácteos fueron excluidos de la dieta, desaparecieron todos los síntomas del asma».

Fourrier (1989) presentó el caso de un niño al que logró curar su asma crónico sólo cuando le retiró de la dieta los productos lácteos.

Nguyen (1997) mostró a través de la medición del «volumen espiratorio forzado» que la ingesta de leche de vaca reducía el flujo de aire bronquial en los pacientes asmáticos. Papageorgiou (1983) reportó análisis Prick y Rast negativos, así como la prueba de liberación de histamina basófila, precipitinas séricas, en pacientes que tuvieron una regresión del asma sólo con la eliminación de la leche de vaca. Esto pone de relieve la posibilidad de mecanismos distintos de los clásicos evaluados en alergología. La sospecha hacia la leche surgió del hecho de que, en el pasado, estas personas podían recordar haber tenido problemas con ese alimento.

Muchos estudios publicados en revistas médicas internacionales reportan casos de asma en los que los ataques se han asociado a la ingesta de productos lácteos. Aquí presentamos sólo algunos. Otros autores fácilmente disponibles son: Kaplan (1979), Papageorgiou (1983), Podleski (1984), Shakib (1986) y Bernaola (1994).

Niveles elevados de IgE totales

Un indicio, que según muchos investigadores a menudo se relaciona con la intolerancia a la leche, es una alta concentración de IgE totales (no específicos). Los IgE específicos contra la leche, en cambio, hacen el recorrido inverso, y desaparecen con la edad. Vila Sexto (1998) escribe:

Por extraño que parezca, hemos documentado que los anticuerpos IgE contra la leche son un índice de diagnóstico menos válido de la concentración en sangre de

IgE totales para la identificación de casos de reacciones a la leche. Los niveles de IgE totales disminuían una vez que la leche era eliminada de la dieta del paciente con intolerancia a este alimento.

Yo puedo confirmar personalmente que en mi caso ha sucedido esto. Desde que dejé los lácteos, mis concentraciones totales de IgE séricos pasaron de 630 kU/l a 250 kU/l.

Congestión nasal, rinitis, etcétera

Los síntomas de la alergia a las proteínas de la leche incluyen tos, obstrucción respiratoria, respiración pesada, resfriados con congestión nasal y ataques de asma. (*Annals of Allergy,* vol. 9, 1951)

La eliminación de la leche de vaca y sus derivados y las sucesivas reintroducciones *(challenge test)* son particularmente adecuadas para descubrir los casos de rinorrea serosa, dificultad para respirar y bloqueo nasal asociados a la intolerancia alimentaria a la leche. Las reacciones de tipo retardado (sensibilidad de tipo IV) en el *challenge test* pueden variar de diez horas a dos días después de la ingesta. (Journal Investig Allergol Clin Immunol, vol. 8, julio de 1998, pág. 4)

Christiane Northrup, doctora en Yarmouth (Estados Unidos), afirma lo siguiente:

Mediante la adopción de una dieta libre de lácteos se consiguen reducciones significativas en la incidencia de infecciones, sinusitis, otitis y problemas respiratorios. La leche y sus derivados son grandes productores de mucosidad, por lo que representan una carga en el aparato respiratorio y en el sistema inmunológico. Eliminar los productos lácteos de la alimentación reduce las anginas y la hipertrofia de las adenoides, lo que significa un alivio para el sistema inmunológico.

Boat (1975) describe seis casos de hemosiderosis pulmonar en niños inducida por la leche. La eliminación de la leche de vaca de la alimentación condujo a una mejoría en los seis pacientes de su estudio.

Pottenger tuvo tres hijos, uno de los cuales, por desgracia, fue alimentado con leche pasteurizada y con leche en polvo, a diferencia de los otros dos. Estos últimos crecieron sanos y se desarrollaron con normalidad, mientras que el otro siempre estaba enfermo, y a la edad de 8 meses contrajo asma. Pottenger añade con tristeza:

> He comparado a los bebés que han crecido con leche de vaca tratada térmicamente con los niños que sólo consumen leche de vaca cruda. El primer grupo mostró una mayor incidencia de trastornos gástricos, asma, infecciones respiratorias, otitis y resfriados que el segundo grupo (leche cruda).

El sistema vascular y cerebral

¡Quien no ha sido amamantado por su madre sale con ventaja en la carrera para desarrollar situaciones degenerativas vasculares!

El doctor Osborn, patólogo de Derby, Gran Bretaña, hizo un seguimiento de autopsias de víctimas de accidentes vasculares y se dedicó a comparar los que fueron amamantados con los que fueron alimentados con preparaciones comerciales (o que empezaron con la leche materna para ser pronto destetados y alimentados con leche comercial). ¡Los resultados fueron que sólo aquellos que habían sido amamantados tenían unas arterias coronarias normales! Las anomalías de las arterias coronarias que descubrió, sin embargo, habían sido completamente asintomáticas, como también evidenciaron Enos, Holmes y Beyer cuando examinaron a 300 jóvenes soldados estadounidenses, de una media de 22 años de edad, fallecidos en 1952 durante la guerra de Corea. Los resultados de las autopsias mostraron la formación de placas en las arterias coronarias en un 77,3 % de los casos examinados. Estos hombres, incluso aquellos con más degeneración, habían sido físicamente activos, capaces de cumplir con su deber como soldados, y no habían padecido ninguna enfermedad de las arterias. Sin lugar a dudas, la aterosclerosis estaba presente, pero sin mostrar síntomas.

Al consumir leche pasteurizada en la edad adulta, la carrera degenerativa continúa. Una dieta con productos lácteos puede conducir a una incidencia de infartos seis veces mayor que con una alimentación sin productos lácteos.

En la década de 1950, a los pacientes con úlceras se les prescribía el consumo de leche pasteurizada porque los médicos creían que podía resultar de ayuda. Un investigador de la Universidad de Washington, R. D. Briggs, leyó datos clínicos ingleses según los cuales personas con úlcera péptica crónica tenían una incidencia de infartos de miocardio muy superior a la media. Entonces Briggs comprobó 15 centros médicos, 10 estadounidenses y 5 británicos, en un estudio que dividió a los pacientes en «consumidores de productos lácteos» y «no consumidores de productos lácteos» y los comparó. Los resultados fueron contundentes e inequívocos. En Inglaterra, el primer grupo (el de los consumidores de productos lácteos) tenía una incidencia de infartos seis veces mayor que el grupo de los no consumidores.

En Estados Unidos la correlación fue menor, debido a que los cofactores negativos eran evidentemente mayores: aquellos que seguían una dieta rica en productos lácteos (mucha leche y también mucha nata) tenían una incidencia de infartos tres veces mayor que los que no consumían leche y productos lácteos.

El cardiólogo T. H. Crouch pudo confirmar este hecho con datos clínicos. Este médico australiano hizo un experimento en el que recomendaba una dieta sin leche a sus pacientes que sufrían cardiopatía isquémica, lo que dio lugar a resultados rápidos y positivos. Posteriormente, se trasladó a Newquay, Inglaterra, y el mismo Crouch registró la evolución clínica de 44 pacientes con cardiopatía isquémica o con hipertensión, a los que siguió durante seis meses con una dieta que excluía por completo (a excepción de desviaciones ocasionales) la leche de vaca y sus derivados, y los huevos. Cuarenta y tres de sus cuarenta y cuatro pacientes demostraron la ausencia total o parcial de los síntomas, obteniendo al mismo tiempo una mayor resistencia al ejercicio físico y la reducción o eliminación de los fármacos; en cuarenta y dos de los cuarenta y cuatro pacientes se normalizó la presión sanguínea.

La grasa de un alimento mediante el proceso de digestión se descompone en sus componentes elementales, en particular los ácidos grasos simples. Absorbidos a nivel celular, construyen tejidos esenciales para nuestro organismo.

En el tejido vascular, los ácidos grasos simples se convierten en el material de construcción de prostaglandinas y otras familias de lípidos. Un examen detallado muestra que cualquier desequilibrio en la actividad de una prostaglandina respecto a otra puede causar un gran número de anomalías en los tejidos, incluso antes de que, con el tiempo, aparezcan los síntomas.

Por desgracia, la lipasa, una enzima de la leche que ayuda a la digestión de las grasas, se destruye totalmente con la pasteurización, por lo que algunos componentes grasos son absorbidos con dificultad. Las implicaciones pueden comprobarse de inmediato o a largo plazo.

Me gustaría poner un ejemplo práctico, tangible, con respecto al recorrido del ácido alfa-linolénico (uno de los muchos componentes de la grasa de la leche). El bebé recibe esta sustancia en la leche humana, pero con más dificultad en la leche pasteurizada de vaca. ¿Qué sucede cuando no puede ser absorbido con normalidad?

Holman y colaboradores (1982) reportaron el caso de un niño en una situación neurológica aparentemente comprometida e insuperable. Sin embargo, un médico decidió sustituir los viales de ácido linoleico por viales de ácido alfa-linolénico. Sólo entonces desaparecieron todos los síntomas del niño. La explicación es que el ácido alfa-linolénico es protector del tejido nervioso, pero el niño en cuestión había agotado la actividad de la enzima que convierte el ácido linoleico en ácido alfa-linolénico.

Las diversas propiedades negativas de un alimento mediocre se materializan en intolerancias alimentarias, en particular en los neonatos, aunque también en los adultos que ya han pasado unos cuantos años con muchos problemas.

Debéis saber que por cada colapso enzimático frente a una sobrecarga metabólica (alimento mediocre), hay mecanismos de reserva que se activan. Así que, en el adulto, una alteración enzimática puede ser compensada. Sobre el concepto de intolerancia alimentaria (es decir, sobre si existen o no reacciones a los pocos días o incluso inmediatos) se profundizará más en el capítulo 3.

¡Y aun cuando el consumo de alimentos tiene una causalidad directa con los síntomas, no quiere decir que seamos conscientes de ello! En este sentido, el oráculo dice:

> Algunas migrañas debidas a los productos lácteos se manifiestan principalmente antes de la menstruación. ¡Lo que ocurre es que se culpa a la menstruación, y no se buscan otros culpables! Yo creo que el clima hormonal aportado por la menstruación es un detector, no la causa. Es un poco como el caso de la persona que padece artrosis que al caminar en terreno llano no tiene dolor en las rodillas. Y al subir una escalera, los dolores aparecen de nuevo. Esto no significa que la escalera sea la causa de la artrosis.

3

Caseína:

las enfermedades inflamatorias crónicas

Animales adultos alimentados con una dieta de leche «fresca» del supermercado desarrollan artritis, que puede ser controlada histológicamente (hiperplasia sinovial celular, inflamación e infiltración linfoplasmocítica), incluso si están por completo ausentes los anticuerops IgE o IgG contra las proteínas de la leche (Panush, 1990). «Estas observaciones pueden proporcionar un importante modelo de laboratorio para el estudio de las enfermedades inflamatorias de los ligamentos», concluyeron los investigadores.

El efecto artritogénico del consumo de la leche comercial normal es bien conocido por los investigadores (Goldlust, 1981).

De acuerdo con los estudios que se van a citar, tomar de 235 a 350 ml de leche pasteurizada al día constituye un pequeño pero repetido estímulo antigénico a nivel de la absorción intestinal.

Coombs (1981) escribe:

> El simple hecho de consumir leche comercial durante un período de doce semanas puede inducir a los conejos a sufrir lesiones infiltrativas sinoviales.

Lesiones de «inicio de artritis reumatoide» se desarrollaron en 9 de los 25 conejos (el 36 %) en un estudio de Welsh (1985) llevado a cabo durante doce semanas con una dieta a base de leche pasteurizada.

No fue fruto de una alergia producida por IgE; de hecho, no se encontraron IgE contra la leche de vaca y sus proteínas. Los conejos que tomaron la leche de vaca desarrollaron una elevada concentración de células nucleadas y un mayor nivel de linfocitos T en sus líquidos sinoviales en comparación con los conejos de control, en una medida relacionada con la gravedad de las lesiones histológicas (Welsh, 1985).

¿Y en el ser humano? ¿Qué sabemos? Los pacientes que presentan evidentes síntomas gastrointestinales, junto con artritis, obtienen un gran éxito con la suspensión de la leche de sus dietas: sus problemas mejoran mucho (Ratner, 1985; Bengtsson, 1996).

Pero también hay informes de pacientes artríticos sin síntomas gastrointestinales que obtienen una mejoría con la eliminación de los productos lácteos de su alimentación (Parke 1981; Panush, 1983 y 1986; Haugen, 1994; Kavanaghi, 1995; Peltonen, 1997; Schrander, 1997; Holst-Jensen, 1998; Fujita, 1999; Hanninen, 1999; Hafstrom, 2001; McDougall, 2002).

Otros autores de estudios clínicos, disponibles en:

www.ncbi.nlm.nih.gov/entrez/query.fcgi?db=PubMed son los siguientes:

Beri (1988), Carini (1985), Golding (1990), Hanglow (1985), Hanninen (2000), Kavanaghi (1995), Nenonen (1998), Oldham (1980), Rauma (1993), Schrander (1997), Van de Laar (1992), Welsh (1986).

Autores de libros que han hecho hincapié en el papel de los lácteos en la artritis son: George Eisman, Hannah Allen, Alec Burton, Viktoras Kulvinskas, Francis Pottenger, Herbert M. Shelton, N. L. Walker, Harvey y Marilyn Diamond y Frank Oski.

El doctor Daniel Twogood (1996) escribe:

> En la artritis sistémica, o cuando cierto número de ligamentos son afectados, la causa no es física sino química. Por lo general, el problema es la caseína. Una vez vi a un paciente de 65 años, Bob, que sufría de dolores de cabeza y rigidez en el cuello. También tenía las manos rígidas y doloridas. Su vida era el golf. Él estaba muy motivado para curarse. Entonces le recomendé que eliminara la leche y sus derivados de su dieta. Lo hizo, y desde entonces Bob no tuvo más dolores ni migrañas, y los problemas en las manos también desaparecieron. Otro caso más: Joy, una mujer de 42 años, se dio cuenta de que si dejaba de consumir leche y sus derivados dejaba de dolerle la rodilla.

Parece que John Fitzgerald Kennedy padeció durante más de dos décadas una afección músculo-esquelética crónica causada por una intolerancia a la leche no diagnosticada: el dolor y la mala condición física se mantuvieron en secreto mediante la administración de cortisona (O'Donnell y Powers, en el libro *Johnny, we hardly knew ye*, 1992).

Ya se ha hablado de la patología atópica crónica de Kennedy. El presidente rara vez tomaba menos de un litro de leche al día. Hay numerosas anécdotas sobre el consumo imprudente de Kennedy de helados, batidos de leche malteada, y similares.

La frecuente documentación sobre la relación causal entre la sensibilidad a las proteínas de la leche de vaca y el dolor musculo-esquelético se remonta a un coetáneo del propio Kennedy, el doctor William Deamer, de San Francisco, pero por desgracia no fue uno de sus médicos.

Puntuaciones para el diagnóstico y prueba

«La intolerancia a la leche a menudo se manifiesta en aquellos individuos que, de pequeños, han tenido problemas para acostumbrarse a la leche de vaca después del destete. Estudiar la infancia nos proporciona pistas valiosas», escriben los médicos kousminianos Bondil y Kaplan, en *Mangiare meglio*[4] (2001). Según el doctor Raphael Nogier, para identificar una intolerancia alimentaria hay que basarse en la tríada presentación del paciente, historial médico (reciente, pero especialmente de la infancia) y prueba de proliferación de linfocitos, y la demostración culmina con la eliminación de los productos lácteos y una mejoría clínica.

Un ejemplo se puede encontrar en *Questo latte che minaccia le donne*[5] (1994):

---

4. «Comer mejor». *(N. del T.)*

5. «Esta leche que amenaza a las mujeres». *(N. del T.)*

Ninon, de 15 años, extremadamente debilitada, se quejaba de migrañas y excitabilidad neuromuscular (espasmofilia). Un año tras otro, los padres consultaban sin éxito a médicos y especialistas. A primera vista, me di cuenta de que su piel estaba pálida, casi transparente. Un golpecito con un dedo en la mejilla de la paciente dio lugar a una retracción del labio superior (síntoma de Chvosteck para la espasmofilia). Sabiendo que en estos casos la intolerancia a la leche es un factor importante, me apresuré a prescribir la prueba de proliferación de linfocitos para las proteínas de la leche de vaca. El Instituto Pasteur me envió los resultados después de diez días, y vi que la niña tenía hipersensibilidad a las tres proteínas de la leche de vaca testadas: caseína, alfa-lactoalbúmina y beta-lactoglobulina. Aproximadamente un mes después, la madre de Ninon me telefoneó y me dijo que su hija, después de mi consejo, dejó de tomar productos lácteos y ya no sufría migrañas ni se sentía cansada. Me dio las gracias y me pidió una visita para ella porque tenía dolores en las mamas. Le di cita para el día siguiente, le hice algunas preguntas y la examiné durante una hora. Tenía 45 años. En este punto, el lector puede imaginarse por sí mismo la historia de la paciente: amamantada con leche materna parcialmente, hasta los 3 meses; anginas y otitis de pequeña, y eczema a los 6 meses; a los 20 años aparecen dolores en las mamas, y desde entonces es seguida como paciente por considerarse en situación de riesgo; finalmente es operada a los 40 años de un bulto sospechoso, pero benigno, en la mama derecha. El examen cutáneo reveló que tenía la piel muy fina y síntomas de Chvosteck (espasmofilia). Le prescribí, como a su hija, la prueba de hipersensibilidad a las proteínas de la leche de vaca. Pocos días después, la prueba reveló una fuerte sensibilidad a la caseína y a la beta-lactoglobulina.

La presentación del paciente puede realmente iluminar al médico, proporcionarle la fatídica bombilla que se enciende, revelando la intolerancia a la leche del individuo que tiene frente a él.

Nogier (*La pelle*):

> En primer lugar, el niño que tolera la leche de vaca tiene una piel fresca y rosada; el niño que no la tolera, sin embargo, tiene una piel pálida, transparente. Además, si se pellizca, enrojece. Esto se llama *dermografismo,* es decir, una reacción anormal de la piel, que enrojece al entrar en contacto. Al tacto, es una piel muy fina, elástica y mantiene las señales (conserva las huellas rojas si se pellizca). Podemos probar la elasticidad tirando de la piel, que se extiende de manera considerable.

En caso de duda, el médico trazará una figura invisible en la espalda del paciente con una punta roma; en los segundos siguientes aparecen trazos de color rojo creados por una reacción anormal de la piel.

Por último, los trastornos cutáneos en los niños que no toleran la leche son casi siempre constantes.

«Todo esto –continúa Nogier– nunca me había llamado la atención hasta hace algunos años, pero a fuerza de observar a los pacientes que son intolerantes a la leche he podido constatar esta evidencia».

Nogier (1994):

> Anna Maria, de 34 años de edad, me hizo una visita a causa de la anorexia nerviosa que padecía. A lo largo de su vida había sufrido anginas recurrentes. Me señaló que tenía dolor en las mamas, y urticaria cuando se exponía al sol. Su piel era elástica, delgada y pálida. La prueba

de proliferación de linfocitos reveló sensibilidad a tres proteínas: caseína, beta-lactoglobulina y alfa-lactalbúmina. En una de las visitas me dijo que su madre había padecido cáncer de mama. Le aconsejé que se sometiera a diversas pruebas clínicas. Las pruebas realizadas en la madre también dieron positivo en el caso de la caseína, la beta-lactoglobulina y la alfa-lactalbúmina.

El caso de Armanda, de 44 años de edad, refleja la situación de muchos enfermos. Me pidió una visita a causa de las migrañas intensísimas que le impedían trabajar a jornada completa. Ésta es su historia: Armanda no fue amamantada. En su infancia no pude rastrear ninguna señal particular; sin embargo, de los 17 a los 30 años padeció anginas recurrentes, rechazo a cualquier tratamiento con antibióticos, fiebre del heno, vómitos regulares, estreñimiento severo, dolor abdominal, y, además, siempre sentía que estaba «helada». A partir de los 35 años de edad aparecieron las terribles migrañas: al principio una vez al mes, y luego una vez por semana. Todos los cuidados fueron en vano. Su estado de salud se complicó: disfunción en la menstruación, aumento del insomnio, seguido de una depresión nerviosa, fatiga permanente, («siempre estoy agotada») e intensos dolores en las mamas.

Tras examinarla, se hizo patente una piel muy delgada y elástica, así como arrugas alrededor de la boca. La prueba de proliferación de linfocitos dio positivo para la caseína, negativo para beta-lactoglobulina, y negativo a la alfa-lactoalbúmina. Tras quince días sin tomar productos lácteos (que consumía en grandes cantidades) advirtió que habían desaparecido los dolores de cabeza y que el dolor en las mamas se redujo en un 30 %.

Por último, y siempre según Nogier, uno de los posibles índices de sospecha es que a algún miembro cercano de la familia ya se le haya descubierto intolerancia a la leche:

> En enero de 1993, se presenta Rachel, de 20 años de edad, hermana de Gaetano, que, gracias a la supresión de la leche y los productos lácteos de su dieta, pudo solventar un importante episodio de eczema y el asma que padecía. La joven me pidió consejo acerca de una depresión severa que se había iniciado un mes antes: había abandonado los estudios y, sin motivo aparente, lloraba durante todo el día. Rachel no fue amamantada cuando era un bebé, y tenía signos de Chvosteck, lo que revelaba espasmofilia. Así que le prescribí que eliminara los productos lácteos. Dos meses después estaba radiante.

La sensibilidad a las proteínas lácteas

Las proteínas intactas de la leche superan la barrera de la mucosa intestinal, y entran en el circuito causando sensibilidad en la sangre y en los tejidos.

La reacción no se debe medir mediante el control de IgE (contra las proteínas), que es un modo válido para el recién nacido, pero no para los adultos ni para los niños.

Ogle (1980):

> Las pruebas cutáneas con proteínas de la leche casi siempre resultaron negativas en 322 niños que padecían alergias respiratorias, pero mostraron una significativa mejoría en las puntuaciones y en los síntomas respiratorios durante un período de eliminación de los productos lácteos de sus dietas.

Lo que hay que controlar es la reactividad celular y humoral, y, para ello, se usan, respectivamente, la prueba de proliferación de linfocitos y la prueba ELISA para detectar anticuerpos IgG contra las proteínas.

El doctor Nogier afirma que cuando hay que asegurarse, cuando hay que proporcionar un dictamen médico de la intolerancia, lo mejor es que el Instituto Pasteur haga las pruebas en sangre de proliferación de linfocitos de las proteínas de la leche (reacción celular).

A Nogier se lo aconsejó una amiga inmunóloga a la que se dirigió para ver si, además de la dieta de la eliminación de la leche (que mejora los síntomas), podía utilizar investigaciones biológicas capaces de revelar esta intolerancia. La colega le explicó que el concepto de intolerancia a la comida era muy «fluido» en lo que respecta a la bioquímica y que no era fácil de descubrir a través de los análisis de sangre estándares. Sin embargo, le aconsejó que le hiciera al paciente un análisis de sangre que rara vez se utiliza: *la prueba de proliferación de linfocitos en las proteínas de la leche de vaca*. Puede que le fuera útil, aunque sólo una pequeña proporción de casos de intolerancia da positivo en esta prueba.

La prueba de «proliferación de linfocitos» muestra la reactividad de los linfocitos (que se denomina *reacción de tipo IV* o *reacción celular*).

Varios estudios relacionan los resultados positivos con la resolución de varios problemas cuando la dieta está exenta de leche, pero la prueba puede ser moderadamente positiva en personas sin reacción aparente (o sin sospecha de ello) al consumo de leche (Hoffman, 1997).

Stafford (1977):

> Pacientes con problemas crónicos en los pulmones mejoraban después de la eliminación de la leche en su dieta, y la prueba de proliferación de linfocitos confirmaba la sensibilidad celular en sus proteínas.

Frieri (1990) demuestra una elevada proliferación de linfocitos en las proteínas de la leche en pacientes con la enfermedad de Crohn. Vaarala (1996) usa el test de proliferación de linfocitos para documentar una alta respuesta a la lactoglobulina bovina en pacientes con diabetes recién diagnosticada.

Es lamentable que el test de proliferación de linfocitos en las proteínas de la sangre no haya proliferado. Sólo un círculo muy limitado de grupos de investigación lo practica.

En cambio, se ha difundido un poco más una prueba que, no obstante, proporciona respuestas bastante aceptables: es el método ELISA, que detecta la presencia de IgG e IgA específicos para las proteínas de la leche, típica de las *reacciones de tipo humoral* (Shakib, 1986).

Ghisolfi (1995) monitorizó a pacientes cuya colitis había mejorado después de retirar los productos lácteos de su dieta, y la prueba ELISA mostró altos niveles de reactividad (humoral) a las proteínas de la leche de vaca.

Triolo (2002) encontró altos niveles de anticuerpos IgG e IgA contra la caseína y beta-lactoglobulina en pacientes con vasculitis y en pacientes con Behcet, pero no en los individuos sanos de control.

Falchuk (1976), Knoflack (1987) y Lerner (1989) utilizaron el método ELISA para describir una mayor incidencia de anticuerpos contra la albumina bovina en pacientes con colitis ulcerosa y enfermedad de Crohn, en comparación con los individuos sanos de control.

Cavataio (1996) señala que el uso del análisis de mecanismos IgE no es una forma eficaz de detectar los casos de reflujo gastroesofágico inducidos por la leche de vaca, mientras que el ELISA proporciona mejores resultados predictivos.

Paul y Southgate (1978) atribuyen a las altas concentraciones de anticuerpos contra las proteínas de la leche los problemas cardíacos que pueden tener los que sufren intolerancia a la leche.

Davies (1980) confirma estos altos niveles de anticuerpos contra las proteínas de la leche en pacientes con infarto de miocardio.

Kondo (1992) habla de pacientes con fatiga crónica con un historial clínico de intolerancia no inmediata a la leche. Tenían resultados Rast negativos (es decir, no tenían IgE contra las proteínas de la leche), mientras que la prueba de proliferación dio respuestas positivas a la alfa-lactoalbúmina y a la beta-lactoglobulina.

R. Werfel (1996):

> La presencia de antígenos de la caseína bovina era lo que causaba la dermatitis atópica. [...] La dermatitis mejoraba después de la interrupción del consumo de leche, y en estos pacientes había una elevada proliferación de los linfocitos contra la caseína.

Hay que decir que si un paciente da un resultado positivo de la reacción llamada tipo III, sin duda dará un resultado negativo de la reacción tipo IV.

Insuficiencia de Prick y RAST, y Prist IgE

A quien necesite comprobar su sensibilidad a las proteínas de la leche sólo se le ofrecerán las pruebas de reactividad cutánea (Prick), mediada por IgE (Prist y Rast), o la prueba de lactasa para los pacientes con síntomas gastrointestinales. Por desgracia, el médico no le dirá que es conveniente buscar IgE contra las proteínas de la leche sólo cuando uno es un bebé y únicamente en caso de reacciones alérgicas inmediatas. En el adulto, este mecanismo, mediado por IgE, no puede producirse. Sin embargo, en el hospital suelen decirnos, después de haber hecho sólo el test Rast (IgE contra la leche), que el resultado es negativo y que no tenemos problemas con la leche.

Cito a Zeiger (1995):

> Los individuos que de recién nacidos dieron positivo en IgE específicos de las proteínas de la leche presentan en la edad adulta dermatitis atópica, alergias respiratorias, rinitis alérgica y asma, relacionados con una intolerancia a los productos lácteos no mediada por IgE: ¡Los IgE desaparecen a los 3 años de edad como máximo!

Cito a Host (1995):

> La posibilidad de sufrir alergias a las proteínas de la leche no se puede excluir (como se hace normalmente) sin haber considerado antes la cuestión con la prueba de proliferación de linfocitos o el test ELISA.

Buisseret (1978) informó también de 79 casos en los que los análisis clásicos de alergia no dieron positivo, y, sin embargo: «Todos los síntomas, estreñimiento, vómitos, cólicos intestinales, retraso del crecimiento y trastornos psicológicos, así como el eczema y el asma, desaparecieron después de la eliminación de la leche».

Gavan (1978):

> Casos clínicos con evidente intolerancia a la leche de vaca tienen una escasa relación con las respectivas pruebas Prick y Rast.

Aas (1978), Lessof (1980), Papageorgiou (1983), Fallstrom (1986), Felder (1987), Schrander (1993), Kondo (1997), Majamaa (1999) y muchos otros han descubierto que el asma, la artritis y otras muchas patologías mejoraban con la eliminación de los productos lácteos de la dieta, y volvían a empeorar cuando se volvía a introducir la leche en la alimentación, *casi siempre en ausencia de resultados positivos en Prick y en Rast.*

Pero el médico también puede decir, erróneamente: «El paciente no tiene problemas gastrointestinales, así que no puede ser deficiencia de lactasa o alergia a la leche».

Cito a Panush (1983):

> Dos pacientes con artritis sin problemas gastrointestinales participaron en un estudio sobre los efectos de la eliminación de la leche y los productos lácteos. Estos dos pacientes mejoraron tanto que decidieron no volver a tomar productos lácteos incluso después de terminar el estudio. Con ello, ambos continuaron mejorando sus problemas de artritis, y cuando en alguna ocasión volvían a consumir leche, esta patología empeoraba al poco tiempo.

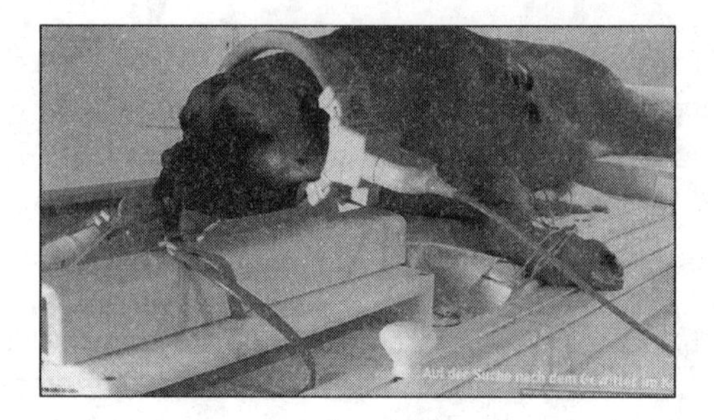

> ¿Os parece inadecuada mi petición, en la era tecnológica, de tener una noción biológica de la intolerancia a la leche que me permita establecer una relación objetiva entre la presencia de la intolerancia a la leche y las patologías mamarias, ya que como resultado de mis observaciones clínicas tengo la firme sospecha de que posee un papel causal?
>
> (Raphael Nogier)

La prueba de eliminación

Acabamos de trazar un cuadro en el que el razonamiento del médico del hospital respecto a la leche empieza y acaba en dos líneas:

> La leche de vaca es un alimento ideal, casi insustituible, desde siempre. Así que las únicas excepciones son las personas que se convierten en intolerantes a la lactosa, y se reconocen porque tienen diarrea, o aquellos que se convierten en alérgicos, diagnosticados a partir de las pruebas cutáneas Prick o IgE Rast.

A nivel académico, sin embargo, existe una segunda escuela de pensamiento que no está satisfecha con este razonamiento: hay un sinnúmero de otras posibilidades, cada una desligada de la otra, por las que el consumo de leche comercial acentúa los síntomas o los trastornos en un individuo, como es evidente en esta lista.

- Aumento de la permeabilidad intestinal cuando se consume leche.
- Interferencias de los péptidos opioides lácteos.
- Reacciones proliferativas de los linfocitos de la sangre a las tres principales proteínas lácteas (caseína, alfa-lactoalbúmina y beta-lactoglobulina).
- Niveles altos de galactosa no descompuesta en sangre (capítulo 4).
- Galactosa no descompuesta (capítulo 4).
- No absorción del calcio (capítulo 4), a causa, principalmente, del tratamiento térmico sufrido por la leche.
- Presencia de xantonas-oxidasas (capítulo 4).
- Interferencias de la leche de vaca en la digestión de otros alimentos.
- Ácidos grasos inadaptados o no descompuestos de la leche de vaca.
- Estrés provocado en los receptores insulínicos por la leche pasteurizada y sus componentes desnaturalizados (capítulo 5).

- Excesiva cantidad de ciertos aminoácidos de baja calidad para nosotros que, en individuos con predisposición, causa problemas tarde o temprano.

La intolerancia a los alimentos contempla como mecanismos muchas posibilidades diferentes, por desgracia, hasta ahora subestimadas.

Si el organismo no es capaz de convertir el ácido linoleico de la leche en ácido alfa-linoleico; si se tiene una predisposición a no soportar cierto componente, un mineral o un aminoácido de la leche de vaca cuando los mecanismos compensatorios para ello se agotan, entonces se es clínicamente intolerante.

Si no existiera un punto débil específico inicial (basta con sólo uno de los mencionados), el organismo podría seguir soportando durante décadas (e incluso las generaciones futuras) casi todas las características de la lamentablemente mediocre leche comercial.

Debido a que ningún especialista está capacitado para realizar las investigaciones adecuadas (por ejemplo, la permeabilidad intestinal debida al consumo de leche, o los péptidos opioides), y hacerlas todas juntas, entonces se debe recurrir al test de eliminación.

Este test nos permite comparar los datos clínicos de nuestro interés (por ejemplo, el colesterol alto, o la presión arterial alta, etcétera) antes de la eliminación y después de la misma. La comparación es a menudo lo más convincente.

Kahn (1988) estudió la intolerancia a la leche de la siguiente manera: registró los parámetros objetivos del sueño antes y después de la eliminación de la leche de la dieta mediante el registro poligráfico, y éstos mejoraron tras dejar de tomar este producto.

Iacono (1996) realizó un experimento para eliminar la leche de vaca de la dieta de los niños con reflujo gastroesofágico. La eliminación de la leche y sus derivados condujo a la curación completa del reflujo en 85 pacientes de un total de 204. Para confirmar que el reflujo era causado por la intolerancia a la leche de vaca, la reintroducción de la misma en dos etapas sucesivas provocó una recaída (*challenge test*). Manifestaciones evidentes en los historiales clínicos de los pacientes habían sugerido el diagnóstico de alergia a la leche sólo en 19 pacientes, lo que nos dice que es fundamental que la evaluación a partir de la eliminación más el *challenge test* se convierta en el método estándar.

> El diagnóstico de la alergia a las proteínas de la leche de vaca –escribe Ventura (1987)– se puede establecer cuando los síntomas desaparecen con la suspensión de la dieta (durante un tiempo suficiente) y si un sucesivo *challenge test* lleva a la reaparición de los síntomas o a cualquier otra alteración bien identificada. No existen otros métodos. De hecho, en este momento, no hay ningún test inmunológico específico de laboratorio que sea completamente eficaz en todos los casos.

Es una buena norma, explica Ventura, controlar algunos sencillos parámetros relevantes para el caso del paciente antes y después.

Un ejemplo: si se tiene la presión arterial alta, entonces se toma la presión sanguínea durante una semana mientras se mantiene el consumo de leche, luego se suspende su ingesta y se evalúa cualquier cambio en los parámetros. El momento clímax en el que la relación causa-efecto con el síntoma puede llegar a ser muy evidente se produce con la reintroducción de la leche (el llamado *challenge test*). Puede hacerse lo mismo con cualquier otro síntoma: azúcar en sangre, colesterol alto, etcétera.

Van de Laar (1992) programó en pacientes con artritis reumatoide el seguimiento de los niveles de mastocitos en la membrana sinovial y en el intestino delgado durante una prueba de eliminación de la leche (cuatro semanas con régimen hipoalergénico) y *challenge test*. Los parámetros asociados a la enfermedad mejoraron de manera significativa.

Peltonen (1997) realizó estudios en los que un gran número de índices, en el caso de las enfermedades artríticas, se controlaron junto con el *challenge test*, y todos dependieron del consumo de leche: cambios en el sistema inmune, proteína C, factor reumatoide y mejora de la flora fecal asociada a una menor actividad artrítica.

Teniendo en cuenta que los médicos no serán tan puntillosos como Peltonen, a veces, por desgracia, no nos queda otra opción que practicarnos nosotros mismos la prueba de la eliminación.

Simplemente hay que trazar un plan para suspender la ingesta de productos lácteos, y luego reintroducirlos y realizar un seguimiento.

Confiamos a la monitorización (ahora subjetiva, es decir, que depende de nuestra observación) el problema que nos interesa.

Un amigo con un historial de intolerancia a la leche parecida a la mía, después de muchos años de haber eliminado todos los productos lácteos de su dieta, decidió hacer un *challenge test* con queso (durante 10 días). En ese momento, esa persona había llegado, mediante la identificación y eliminación de otras intolerancias alimentarias, al punto en que sus heces eran bastante inodoras. Con la reintroducción del queso en su dieta, de repente las heces empezaron a oler muy mal, y mi amigo llegó a la conclusión de que los quesos impedían que existiera una digestión perfecta. Sus palabras fueron: «En un campeonato mundial de mal olor de heces, los quesos llegarían al podio y, desde luego (en mi caso), sin duda alguna conseguirían el primer puesto».

¡Dime qué parámetros has elegido y te diré quién eres!

En un momento dado, en el libro leerás que Weston Price encargaba que le elaborasen la mantequilla con leche cruda de manera artesanal, de vacas criadas sólo con pastos, y de vez en cuando acudía al productor para decirle: «Esta mantequilla no está en condiciones óptimas». Y, en efecto, descubría que había cambiado la alimentación de las vacas (sobre la que Price había impuesto algunas condiciones). ¿Cómo lo hacía? ¿Cómo sabía Price que la mantequilla era de una calidad un poco inferior? Frederick demostró químicamente en pruebas de laboratorio que la cualidad de digerible de la leche disminuye si las vacas no han salido de la granja, o en función de lo que comen. Pero ése no era el método de Weston Price. ¿Usaría también Price el método del olor... para evaluar a pacientes ultrasensibles? O eso, o algo por el estilo. No hay más explicación.

Sherman Goldman:

> Tardé muchos años en destetarme del biberón bovino, simplemente observándome a mí mismo. Ahora ya lo he dejado, pero nadie se libra de la adicción con demasiada facilidad. Años de consumo excesivo me han dejado en el cerebro depósitos que necesitarán muchas lunas para desaparecer.
>
> (East Journal, 1980)

¿La enfermedad es sólo un hecho físico? ¿Un efecto físico que nos llama la atención? ¿O tiene que ver también con la sensibilidad a las sensaciones (muy baja), o con el ámbito emocional y espiritual?

Las personas recorren todo un camino frente a varios tipos de dificultades. Éstas desaparecen sólo (al final) si aumenta la sensibilidad de una persona.

La sensibilidad cambia y ésta es la clave para encontrar la transición necesaria, el cambio de algo.

Si te encuentras con una de esas personas en el mismo punto de inflexión, y a mí me ha ocurrido, parece como si hubieran tenido una iluminación, y debo decir que su sensibilidad ha cambiado, y que siempre te dicen: «La observación de uno mismo es importante», aunque comunicar todo esto, ellos a mí, o yo a ti, sea a veces casi imposible.

4

Lactasa, galactosa:

implicaciones

Ya se ha dicho que las proteínas y los componentes grasos se desnaturalizan por el tratamiento térmico de la leche. Y los azúcares no son una excepción: con el tratamiento térmico, la lactosa degenera en beta-lactosa y la enzima lactasa de la leche cruda se destruye.

Hablamos aquí de la deficiencia de lactasa,[6] que ha suscitado mucha atención. Los primeros informes de personas intolerantes a la lactosa son de finales de la década de 1950. La pasteurización de la leche se había convertido en una

6. Se sabe que, en los mamíferos, la enzima lactasa permanece activa sólo durante el período neonatal. Más del 80 % de la población mundial adulta no tiene esta enzima. La lactasa permite al neonato descomponer la lactosa de la leche materna en sus unidades simples (glucosa y galactosa). Este mismo proceso de digestión de la lactosa apoya, en el bebé, la absorción de calcio. La lactosa digerida es necesaria, además, para establecer el equilibrio ácido del intestino del neonato, que hará más difícil la supervivencia de los gérmenes que tienden a establecerse en la mucosa.

imposición, obligatoria por ley, en muchos estados. Y esto no es algo casual, ya que, gracias a ella, la enzima lactasa transmitida por la leche cruda se destruye y la lactosa sufre una transformación en beta-lactosa.

En 1966, la lactosa llegó a los titulares de la revista *Time*. Incontables pacientes que sufrían una úlcera gástrica eran sometidos a una dieta rica en leche y nata; y luego los trastornos derivados eran a menudo peores que los iniciales, y después eran sometidos a una dieta más *ligera*, es decir... con más leche. En un momento dado, alguno de estos pacientes evitó tomar toda aquella la leche y los síntomas se redujeron. Finalmente, algunos de ellos tuvieron el ánimo de explicárselo a su médico. «En estos casos –según la intuición de dos investigadores de la Universidad de Colorado que publicaron un estudio en el *Journal of the American Medical Association*– hay muchas probabilidades de que la responsabilidad de esta insuficiencia recaiga en la carencia de lactasa».

Sin embargo, con respecto a la falta de lactasa, sólo las reacciones inmediatas han recibido publicidad y atención. Pero ¿cómo puede ser que no existan efectos a largo plazo, como demuestra –ahora volveremos a verlo– el caso de la deficiencia de galactosa?

El 27 de noviembre de 1964, la revista *Time* publicó un artículo sobre el hecho de que el debilitamiento del sistema enzimático de la galactosa producía efectos a largo plazo:

> Cuando los análisis de sangre y de orina de los niños indican un exceso de galactosa (un azúcar de la leche de vaca), puede significar que el niño tiene problemas para metabolizarla. Los síntomas de falta de metabolización de la galactosa son: apatía, dificultad para engordar e

> ictericia. Debido a que el niño no puede convertir la galactosa en el azúcar que utiliza el cuerpo como energía, debe mantener una dieta sin leche. De lo contrario, los trastornos que desarrollará a largo plazo serán: cataratas, problemas de hígado, e incluso retraso mental.

Incluso sin la aparición de síntomas inmediatos (también gastrointestinales), el debilitamiento de una enzima provoca una u otra patología a largo plazo.

Al hacer un seguimiento del exceso de galactosa en seres humanos, vemos que los que tienen mayores niveles en sangre experimentan una mayor incidencia de cataratas.

Además, se ha dado muy poca publicidad a las diferencias entre el componente de azúcar de la leche de vaca y el de la leche humana.

En 1982 se descubrieron en la leche humana las ginolactosas, que son factores de crecimiento útil para el recién nacido. Las ginolactosas no existen en la leche de vaca.

Los galactocerebrósidos son sustancias que promueven el desarrollo de la energía del cerebro, presentes en la leche materna, y no se encuentran en la leche de ningún otro animal.

De las proteínas ya se ha dicho que sólo en la leche humana hay moléculas específicas para nuestras características. Y lo mismo ocurre con los azúcares y las grasas. La leche humana tiene ácidos grasos, como el DHA (que no existe en la leche de otros mamíferos), que aumentan la capacidad intelectual e influyen de manera positiva en el sentido de la vista de los niños amamantados, según se desprende de una comparación con los alimentados con leche de vaca (el estudio en cuestión ha sido realizado por la doctora Fiorella Balli, de la Universidad de Módena, en colaboración con la Universidad de Glasgow en Escocia).

En la leche humana, las grasas son principalmente poliinsaturadas (que protegen de la aterosclerosis); en la leche de vaca prevalecen, en cambio, las grasas saturadas, es decir, las inútiles y perjudiciales.

Y si se me permite, haré incluso una pequeña digresión: la composición de los minerales en la leche de vaca es por completo diferente.

La leche de vaca contiene magnesio sólo en pequeñas cantidades, en comparación con la leche humana. Este hecho significa que la proporción de calcio absorbido a partir de leche de vaca no puede superar el 25 % del total.

La leche de vaca no contiene boro, lo que hace problemático el uso de su contenido en calcio en los seres humanos (Tucker, 1999).

En la leche de vaca, el exceso de fosfato puede ser con facilidad la causa de varias contraindicaciones.

La leche materna, en resumen, contiene sustancias que permiten que el cerebro del niño se desarrolle en mejores condiciones.

«¿El ternero debe desarrollar las mismas funciones que el hombre? No, y por tanto habrá una especie de decadencia intelectual, de verdadera senilidad», explica Giuseppe Tallarico, médico y biólogo, autor de *La vita degli alimenti*.

También se ha dicho que entre las dos leches existe la misma diferencia que entre una mujer y una vaca; esta afirmación, surgida de la pluma de un célebre nutricionista (el doctor Diamond), más allá de ser divertida, es, literalmente, cierta.

A partir de 1992, «nuestra ciencia» lo confirma: el cociente intelectual, tanto verbal como ejecutorio, no es el mismo desde que los niños son alimentados con leche de vaca (estudios comparativos entre la lactancia materna y la leche polvo) [Lucas, 1992; Lucas, 1998; Horwood, 2001; Williams, 2001; Rao, 2002; Oddy, 2003]. Y anterior a sus estudios estaba el informe del doctor P. M. Udani (1992), del Departamento de Pediatría del Bombay Medical Hospital: «El progreso escolar en niños de 7 años es más lento en los que consumen más proteínas de leche de vaca desde pequeños».

La no absorción del calcio de la leche tratada térmicamente

El doctor Jean Seignalet, gastroenterólogo e inmunólogo de la Facultad de Medicina de la Universidad de Montpellier, explica:

> A lo largo de toda nuestra vida, el tejido óseo se renueva: es normal que en la misma medida sea destruido por los osteoclastos y reconstruido por los osteoblastos. Con la osteoporosis no desaparece el calcio, sino el propio hueso. ¿Por qué? El hecho es que la destrucción (osteoclastos) es más fuerte que la regeneración (por ejemplo, en las mujeres menopáusicas, por motivos hormonales). Es por ello que la administración de grandes dosis de calcio, contrariamente a la opinión generalizada, no es capaz de revertir la osteoporosis. El calcio no puede asentarse en un sustrato que está desapareciendo o que ya ha desaparecido. Los únicos fármacos que han demostrado eficacia son los estrógenos y los bifosfonatos, porque inhiben a los osteoclastos. Mi experiencia clínica muestra que una dieta hipotóxica, que entre otras cosas suprima los productos lácteos y el magnesio y el silicio, evita en el 70 % de los casos el

> desarrollo de la osteoporosis y muchas veces permite recuperar lo que se ha perdido. [...] ¿La solidez de los huesos depende de su contenido en calcio y sólo el consumo diario de productos lácteos puede proporcionar la cantidad necesaria? Ambas afirmaciones no tienen fundamento en la realidad. Incluso Fradin (1991) demostró que la eliminación de los productos lácteos no causa una carencia de calcio.

Jean Seignalet (www.seignalet.com) es el autor de más de 230 artículos, 78 de ellos publicados en las principales revistas médicas internacionales. También señala que el peligro del calcio de la leche reside en que no se absorbe en la digestión.

Francis Pottenger realizó una evaluación clínica muy interesante:

> Las radiografías de bebés alimentados con leche procesada térmicamente desde temprana edad mostraron unos huesos menos densos y compactos, depósitos anormales de minerales y unos arcos dentales y una estructura torácica menos desarrollados en cuanto a tamaño. En cambio, los niños que se alimentaron de leche cruda no tuvieron estas alteraciones, y sus huesos, siempre según las radiografías, gozaban de una buena mineralización.

Y concluye:

> Algunos de los componentes contenidos en la leche son termolábiles, por lo que la leche pasteurizada se convierte en un alimento cuyo consumo impide el desarrollo adecuado del niño, especialmente el óseo.

Evalyn Sprawson (1937), durante una evaluación efectuada a niños de orfanatos de Londres, detectó que el estado dental se había deteriorado considerablemente en los que habían sido alimentados con leche pasteurizada; y comparó los resultados con el estado dental (que era perfecto) de los niños acogidos por instituciones en cuyas dietas alimentarias se incluía sólo la leche cruda.

Numerosas observaciones con varios tipos de animales (gatos, cobayas, terneros, ratones, etcétera) muestran la misma tendencia. Por ejemplo, la sustitución de la leche cruda por la pasteurizada en la dieta de los ratones produce un promedio de 5,6 caries por individuo, y aumenta el número de caries por ratón en 9,4 puntos (Steinman, 1963).

El hecho de que el consumidor de leche de vaca consiga una absorción de calcio insuficiente viene determinado sobre todo por la destrucción del *sistema de vehiculación celular del calcio, víctima del tratamiento térmico sufrido.*

La enzima fosfatasa es esencial para la absorción del calcio. Y la leche cruda la contiene en abundancia, pero la pasteurización la destruye por completo.

Otros componentes de la leche actúan en sinergia para favorecer la absorción del calcio (entre ellos se ha documentado la división digestiva de la lactosa), pero obviamente se pierde cuando la leche ha sido pasteurizada.

En cuanto a los efectos adversos sobre la salud ósea del consumo de leche pasteurizada, los datos epidemiológicos parecen estar de acuerdo con los clínicos y experimentales que acabamos de mencionar.

Paspati (1998): en Grecia, el consumo medio de leche se duplicó desde 1961 hasta 1977 (y fue aún mayor en 1985), y la incidencia de osteoporosis se incrementó de manera proporcional (es decir, se duplicó entre 1961 y 1977).

En Estados Unidos, en 1970, se consumía per cápita un promedio anual de 4,9 kilos de queso; en 1990 la cantidad ascendió a a 10,9 kilos; a 12,3 kilos en 1994, y a más de 13,6 kilos en 2000.

¡Si los productos lácteos previnieran realmente la osteoporosis, la incidencia sería rara, al menos en Estados Unidos! En cambio, las mismas naciones que consumen las mayores cantidades de productos lácteos son las que tienen más casos de osteoporosis: Estados Unidos, Israel, Holanda y Finlandia (Abelow, 1992; Ju, 1993; Kim, 1993; Russell-Aulet, 1993).

A medida que aumenta el consumo de lácteos per cápita en los países occidentales, también lo hace la osteoporosis (Lippuner, 1997; Lips, 1997; Parkkari, 1996; Nydegger, 1991; Van Hemert, 1990; Versluis, 1999; Lau, 1993; Fujita, 1992).

Cada vez que una población se convierte, casi de repente, en gran consumidora de leche, se triplica la incidencia de la osteoporosis (Ho, 1999; Schwartz, 1999; Rowe, 1993; Barss, 1985; Memon, 1998; Smith, 1966; Abelow, 1992).

Por otro lado, donde la leche, el transporte y los sistemas de refrigeración no están disponibles, y el consumo de leche es mucho menor, si no raro, las personas mantienen un grado envidiable de mineralización ósea durante toda su vida.

Se sabe que los astronautas sufren una grave pérdida de calcio en los huesos durante las misiones al espacio (la desmineralización de la nave espacial). La NASA ha encargado a sus investigadores que desarrollen un programa de prevención. Y a pesar de que habitualmente pueda pensarse que la dieta de los astronautas debería ser rica en productos lácteos, hay que decir que los científicos de la NASA han llegado a la conclusión opuesta: ¡el consumo de leche y queso empeora la desmineralización!

Y citan numerosos estudios que lo demuestran, por ejemplo, el del *American Journal of Clin. Nutrition* (1985):

> A partir de la menopausia, un grupo de pacientes que consumía tres vasos de leche de vaca al día fue comparado con las mujeres del grupo de control que no tomaban leche. Al contrario que estas últimas, las primeras sufrían un proceso significativo de osteoporosis.

Feskanisch y sus colaboradores realizaron un seguimiento de 75.000 mujeres durante 12 años, para demostrar no sólo que no existen los supuestos efectos protectores de la leche sobre el riesgo de fractura ósea, sino que se producen efectos nocivos (Feskanisch *et al.* «Studio sulla salute delle suore», Harvard, 1997). Obviamente estamos hablando de la leche pasteurizada. Un estudio australiano proporcionó resultados similares (Cumming, 1994):

> El consumo de productos lácteos, en particular alrededor de los 20 años de edad, se relaciona con un mayor riesgo de fractura de cadera cuando la persona envejece. [...] Incluso el consumo de productos lácteos dedicados a los bebés se relaciona con una mayor incidencia de desmineralización en la edad adulta.

Si no se consumen otras fuentes de calcio distintas a la leche de vaca, se puede tomar el menú diario formulado y experimentando por la Universidad de Cornell para los astronautas (extracto de *NASA Food-related Decision-making Expert System*):

Ejemplo de menú para astronautas de la NASA

Desayuno:

- Melón
- Crepes de boniato (o frutos del bosque con arroz crujiente y leche de arroz)
- Tofu frito

Tentempié a media mañana:

- Pan de pita con mantequilla de cacahuete
- Zanahorias en rodajas

Comida:

- Sopa de tomate y judías pintas
- Arroz integral
- Salsa de *miso* y tofu con zanahorias en rodajas

Cena:

- Ensalada tabulé
- Patatas fritas con perejil fresco
- Pastel de calabacín

Lanou (2005) hace un balance de la situación:

> Estudios clínicos, retrospectivos o longitudinales no han mostrado ningún beneficio para la mineralización ósea,

ni siquiera modesta, cuando se aumenta la cantidad de los productos lácteos en la dieta. Numerosos autores, autoridades o no en materia de nutrición, recomiendan tomar lácteos para abastecerse de calcio y de este modo prevenir la osteoporosis. Este estudio tenía el objetivo de consultar los datos recogidos hasta la fecha, excluyendo los establecidos de un modo defectuoso o los inapreciables, y nuestras conclusiones son que los productos lácteos no son en absoluto eficaces para una mayor mineralización ósea.

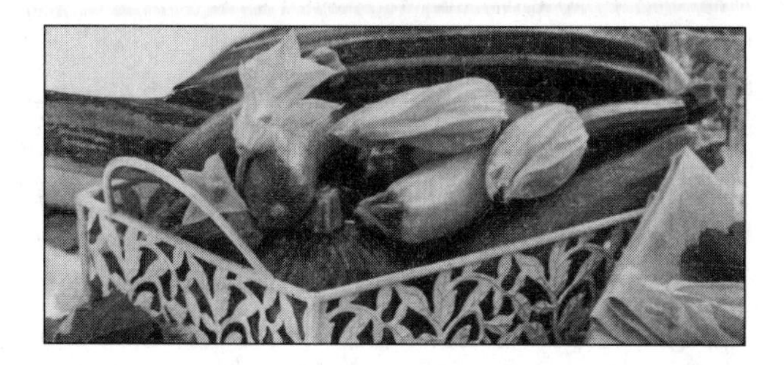

¡Si subís a bordo del transbordador, nada de leche ni queso! En situaciones tan delicadas como una misión espacial, «la verdad» es de suma importancia y, además, es mesurable.

Del mismo modo se expresan Weinsier y Krumdieck (2000):

> El conjunto de datos publicados no es compatible con la recomendación de que el consumo diario de productos lácteos mejora la salud ósea en la población de Estados Unidos.

Matt Groening, autor de *Los Simpson*, a menudo se burla de nosotros y de la publicidad con sus inteligentes caricaturas. Pero a veces la realidad puede incluso superar sus bromas: un señor mayor inglés solicitó a la empresa Nestlé que retirara un anuncio que aparecía sobre uno de sus productos en el que se aseguraba que los lácteos son «esenciales para la salud de los huesos». La ASA, autoridad que regula las normas publicitarias en Gran Bretaña, compartió el razonamiento del anciano, y Nestlé, en septiembre de 2005, tuvo que dar un paso atrás. Ahora aparece el siguiente mensaje: los productos lácteos suelen considerarse «una fuente importante de calcio».

¡El programa alimentario de la NASA ha elegido el calcio de origen vegetal para contrarrestar los peligros de la desmineralización en el espacio! Existen excelentes fuentes de calcio en verduras como el brócoli, las coles de Bruselas, el repollo, todo tipo de judías y arvejas, los cereales integrales, los higos secos y las uvas pasas, las algas, los frutos secos y las semillas (de girasol, de sésamo, de linaza, etcétera). El chino medio obtiene el calcio sólo de los vegetales, del arroz y de algunas algas, pero tiene menos caries dental y menos osteoporosis que el estadounidense medio, que ingiere un promedio de 800 mg por día de calcio y productos lácteos.

Pensemos en las propias vacas. Las vacas con los huesos más fuertes son las que se alimentan de pastos. ¿De dónde procede ese calcio, que luego aparecerá en la leche de la vaca que amamanta a su ternero, sino de la hierba? La nutrición basada en productos vegetales evita la pérdida de calcio de los huesos.

Nogier escribe (1994): «Mis ideas sobre la leche, que son contrarias a las tesis actuales, a menudo han provocado reacciones de incredulidad. Por ejemplo, una vez vino a verme una mujer de la periferia de Lyon que, con aires de superioridad, me dijo: «Ayer vi un programa en la televisión acerca de la osteoporosis. Hace cinco años usted me dijo que eliminara de mi dieta todos los productos lácteos, cosa que he hecho. Pero, ¿podría realizarme una osteometría?» (densitometría ósea). Yo acepté su petición educadamente. La mujer volvió un par de semanas después con la carpeta de las pruebas bajo el brazo. Sonreía. Leí el resultado: «Calcificación del esqueleto superior a la media para su edad». Había recuperado la confianza».

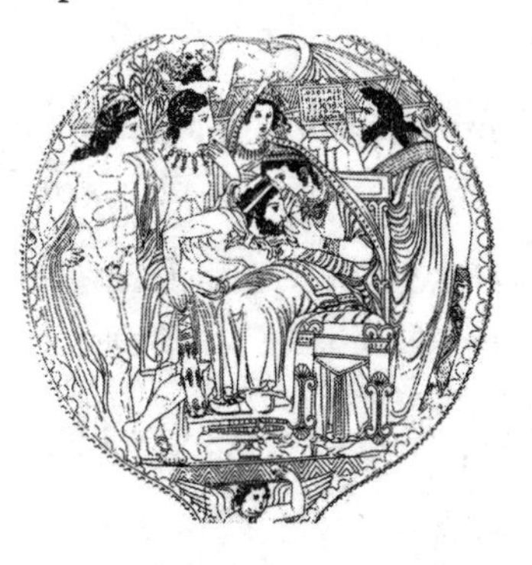

La mediocridad de un alimento tiene consecuencias. Hércules, al ser amamantado por Juno, se volvía inmortal. Nosotros, al consumir leche de vaca, y además pasteurizada, tenemos varios problemas.

Y el calcio no absorbido crea calcificaciones inadecuadas

La leche de vaca no sólo es diferente a la de los humanos, sino que con la pasteurización, los minerales no pueden emplearse de manera adecuada.

Las mentes de millones de consumidores son dirigidas como por hipnosis hacia el contenido en calcio de la leche de vaca. En los últimos cien años de publicidad continua, la leche ha conquistado un derecho exclusivo: quien quiere calcio está obligado a visitar la sección de lácteos.

La esperanza de los consumidores (y de la publicidad) es que el calcio vaya directo a los huesos.

En cambio, el calcio de esos productos, no absorbible, y tomado en exceso, termina contribuyendo al envejecimiento de los tejidos. Los depósitos de calcio inadecuado se multiplican:

- Los depósitos de calcio que se forman en las paredes arteriales se convierten en placas de ateroma.
- El fosfato de calcio se transforma en cálculos renales o en la vesícula biliar.
- El exceso de calcio contribuye a la artritis.

Willem J. Van Wagtendork (Oregon State College) y el profesor Kruger (Oregon State University) han demostrado una alta incidencia de calcificación inadecuada en los conejillos de indias alimentados con leche pasteurizada, pero no en el grupo de control que consumieron leche de vaca cruda.

«El factor activo de la asimilación se transmuta y pierde todo su efecto por culpa de la pasteurización, por lo que el consumo produce calcificaciones y rigidez en las articulaciones. Y estos problemas y síntomas –escribe Van Wagtendork– se superan cuando la leche pasteurizada se sustituye por el producto crudo».

Físicamente, al final de la vida, las cobayas criadas con leche pasteurizada presentan diferencias significativas en comparación con el grupo de control alimentado con leche cruda: los tejidos del corazón son más fláccidos de lo normal (Bahrs, 1942), los músculos están mucho más atrofiados, y hay calcificaciones y grumos de fosfato tricálcico depositados bajo la piel, los ligamentos, el corazón y otros órganos (Wulzen, 1938). Esto concuerda con la amplia bibliografía existente que demuestra que uno de los daños producidos por la leche pasteurizada es la eliminación de la capacidad de asimilación del calcio.

El proceso de calcificación inadecuada se desarrolla con lentitud, incluso durante un período de veinte, treinta o más años, y en muchos casos comienza en la juventud. No hay tejido blando en el cuerpo que pueda considerarse inmune a este proceso degenerativo: las diversas glándulas, los tejidos vasculares y, obviamente también los músculos.

El doctor Kirkpatrick atribuye a la ingesta continua de leche pasteurizada muchos casos de hipertrofia del corazón y de afecciones valvulares:

> He seguido personalmente a numerosos pacientes que sufren complicaciones cardíacas y que se recuperaron por completo al cabo de unos meses de no tomar leche pasteurizada.

Kirkpatrick concluye:

> La forma de degeneración lenta y progresiva del corazón revela a una edad temprana síntomas leves que a menudo se diagnostican como fiebre reumática o angina recurrente. En realidad, son síntomas subclínicos de la

> intolerancia a la leche pasteurizada y se demuestra porque desaparecen al suspender su consumo.

La calcificación de los tejidos blandos puede causar cientos de enfermedades. Cuando se forman depósitos de calcio en los ligamentos hablamos de artritis; cuando se crean en los tejidos blandos adyacentes a las rodillas, las muñecas y los hombros, hablamos de condrocalcinosis; cuando afectan al cerebro producen senilidad; si se forman en los vasos sanguíneos provocan el endurecimiento de las arterias (hipertensión); y cuando afectan al corazón hablamos de enfermedades cardiovasculares.

Esto puede ser irrelevante para un cuerpo que se encuentre en la mejor etapa de su desarrollo físico, pero en algún momento puede no serlo, sobre todo en las personas mayores.

Leonard William (1980):

> La leche está especialmente contraindicada en las personas mayores, porque el calcio no se asimila, lo que genera fatiga, que afecta a la función cardíaca y a la mucosa vascular, y produce aterosclerosis y accidentes vasculares. Muchas personas mayores son transportadas hacia la tumba a través de un mar de leche.

En este sentido, sigamos con los efectos nocivos sobre el sistema vascular. Existe una alteración crónica que afecta al endotelio vascular de los músculos lisos, que ya no pueden relajarse de la manera normal. Esto causa diferentes enfermedades en función del tejido afectado:

- Se le llama problema cardíaco si afecta al endotelio vascular del corazón.
- Se denomina dolor de cabeza si afecta al endotelio vascular del cerebro.
- Se le llama miopía si afecta al endotelio vascular de la retina.
- Se denomina problemas de erección si afecta al endotelio vascular del músculo liso del órgano sexual masculino.
- Se le llama dificultad de relajamiento de los vasos sanguíneos pulmonares…

En la miopía, el músculo que soporta la función metabólica de la retina pierde la capacidad de relajarse. Se llama *coroides*, pero no es más que otro tejido eréctil. También aquí se puede observar una reducción del flujo sanguíneo. Se pueden producir situaciones similares en los músculos lisos en muchas zonas a la vez, lo que da lugar a alteraciones tratadas por diferentes especialistas, aunque en realidad la diferencia entre todas ellas sólo reside en la ubicación.

Raphael Nogier (1994) escribe:

> Todo mi interés y mis observaciones sobre la intolerancia a la leche empezaron con los pacientes espasmofílicos, a los que les mejoraban mucho las migrañas, pero sólo después de varias semanas de haber eliminado de su dieta los productos lácteos. También a otros pacientes con migraña les empecé a proponer que dejaran de tomar lácteos durante un mínimo de cuatro meses. Este método no ha conseguido la curación en todos los casos,

> y evitaré afirmarlo. Sin embargo, aquellos que sufrían de migrañas y tenían la piel muy fina mostraban a veces signos de alivio y en ocasiones se curaban por completo. En estos casos, me fijaba en las características de la piel: fina, transparente, flexible, típica de los que fueron intolerantes a la leche cuando eran niños.

Susan Lark hace una observación similar en *The premenstrual síndrome self-help book*[7] (1995):

> Síntomas premenstruales tales como flatulencia, cefaleas, irritabilidad, confusión y calambres suelen mejorar de manera espectacular cuando se deja de consumir productos lácteos.

Al eliminar de la dieta cierto tipo de alimento se obtenía un claro alivio de las cefaleas, y se producía una recaída después de su reintroducción en la alimentación, algo que es especialmente válido para la leche de vaca y sus derivados, según los ensayos clínicos de Mylek (1992) y Ratner (1984).

Resultados similares obtuvieron Bolondi (1992), Alvareza (1993) y Arienti (1996), cuando el objetivo de su estudio sobre la intolerancia fue el gluten en lugar de la leche. Mediante el control de los cambios hemodinámicos con ecografías Doppler, demostraron que éstos disminuyen de manera sustancial con la suspensión de la sobrecarga metabólica.

Advertencia: HAY COFACTORES, y muchos. La condición patológica del endotelio vascular de los músculos

7. «El libro de autoayuda para el síndrome premenstrual». *(N. del T.)*

lisos es progresiva, y se ve afectada tanto por los componentes de la sobrecarga metabólica (en nuestro caso, los productos lácteos) como por la toxicidad de los metales pesados (por ejemplo, el mercurio liberado de manera crónica en dosis bajas por las amalgamas dentales), infecciones silenciosas de la mandíbula (debajo de los dientes), carencia de magnesio, etcétera.

¿Y el queso? ¿Y la mantequilla?

Puesto que muchos, con la excusa de hojear el libro, habrán abierto esta página, quiero hacer un resumen de las páginas anteriores.

De las mamas de un mamífero obtenemos un alimento extremadamente termolábil. Al aumentar su tratamiento térmico también lo hace su mediocridad como alimento y los efectos nocivos derivados de su consumo. Varios autores demostraron en la década de 1930 que cuanto más se calienta la leche (en intensidad y duración del tratamiento), más aumentan los efectos nocivos al administrarla como alimento a los animales.

La leche condensada, comercializada desde 1856 por Gail Borden, tuvo una aplicación inmediata en la guerra civil entre los estados americanos. Entre los soldados que se sobrealimentaron con este producto se registraron incidencias nunca vistas de enfermedades de todo tipo (este fenómeno ni siquiera ha sido mencionado por los historiadores: «El 80 % de los soldados que murieron en aquellos años sucumbieron a la epidemia del malestar, no en la batalla»). Se habló en especial de extraños virus, aunque sólo unos pocos mencionaron la avitaminosis debido a una mala alimentación. Pero, por supuesto, la voz de estos últimos no fue escuchada.

Hagamos una clasificación. Se inicia con la leche evaporada, luego pasamos a la conservación a largo plazo, después a medio plazo, seguimos con la leche pasteurizada llamada «fresca» (que puede consumirse dentro de los cinco días a partir de la fecha de pasteurización). Y llegamos a la leche cruda, alimento quizá con más excelencias que defectos, mejor que la de cabra o la de burra, que podría gustar si no fuera por la ultrasensibilización adquirida por las muchas víctimas de la industrialización de la alimentación del recién nacido a partir de finales de la década de 1960.

Muchas voces afirman, por ejemplo, y entre ellas se encuentra la del doctor Heard, un dentista que ejercía en la década de 1930, que la leche humana pasteurizada causa caries y problemas dentales, y la leche cruda no; que la leche pasteurizada causa progresivamente una inflamación crónica u otras condiciones patológicas degenerativas, mientras que la leche cruda no.

A. Mattick, S. Golding, y L. Elf (1992) estudiaron cuatro generaciones de ratones alimentados con la leche cruda y otros con leche pasteurizada, y evaluaron las características. Los resultados fueron los que hemos visto antes: en el grupo alimentado con leche pasteurizada (en lugar de cruda) se redujo la calidad de vida, la resistencia a las enfermedades, la posibilidad de reproducción, y hubo una mayor tendencia a desarrollar alergias, caries dental, defectos en la formación de los dientes, etcétera. En términos de carácter, los ratones alimentados con leche pasteurizada eran más irritables, y a menudo mostraban una tendencia a morder cuando eran manipulados, mientras que a los ratones alimentados con leche cruda les gustaban las caricias, y su comportamiento/carácter siguió siendo excelente. Los ratones que recibieron la leche cruda mantenían el pelo discreto, sano, y los ojos limpios, mientras que sus compañeros alimentados con leche pasteurizada tenían el pelo áspero y los ojos menos brillantes.

Se debe hacer la misma clasificación con los productos lácteos. Es decir, la grasa y las proteínas lácteas afectan más cuanto más aumenta el tratamiento térmico al que son sometidas (¡y aún más cuando contienen caseína desnaturalizada!).

Pensemos en la nata después de que haya sufrido el tratamiento térmico en la sartén de un cocinero. Quien haya sido lavaplatos sabe cuánto esfuerzo se necesita para eliminarla de la sartén una vez ha recuperado la temperatura ambiente. Al pensar en la nata de la sartén, no podemos más que dar la razón a quienes dicen que, con sus componentes desnaturalizados por el tratamiento térmico, los productos lácteos comportan una digestión muy pesada y lenta en la mucosa, y nunca se convierten en parte de nosotros, sino que se estancan en las células menos activas, posiblemente cerca de la periferia del cuerpo, a la espera de poder ser «eliminados» como seres extraños.

Por otro lado, un producto elaborado con leche cruda y manipulado de manera artesanal podría conservar vitaminas liposolubles y otras pequeñas ventajas, y tener un mínimo de defectos (pero, cuidado, no hay que hervirla).

Varios autores (entre ellos el doctor Weston Price, una verdadera inspiración para mí) hacían que elaboraran mantequilla artesanal para sus pacientes. Weston Price sólo aceptaba mantequilla procedente de la leche cruda y, por supuesto, no manipulada. Además, la producción debía efectuarse con los instrumentos tradicionales. Ni siquiera aceptaba cereales o proteínas vegetales en la dieta de las vacas productoras. A veces advertía que la calidad de la mantequilla había empeorado, y entonces pedía explicaciones al granjero que la elaboraba, y descubría que los pastos donde se alimentaban las vacas habían cambiado.

Las condiciones impuestas por Price a los fabricantes incluían que las vacas fueran criadas en libertad y que se mantuviera una atención exhaustiva hacia el tipo de pasto y de forraje usado. «Habréis notado –escribió Jacopo Fo (2000)– que la mantequilla italiana, la más vendida, tiene un sabor diferente a la mantequilla alemana o a la danesa. Esto se debe a que lo que se produce es, de hecho, «mantequilla de leche ya explotada». La mantequilla se debe elaborar de la nata de la leche antes del uso de esta última en la preparación de queso. En cambio, se elabora con la nata avanzada, que arrastra consigo todas las impurezas del proceso (polvo, bacterias, incluso grumos de estiércol) y debe ser limpiada y fundida de nuevo». Después, el conjunto sufre un proceso térmico. Y con ello desaparecen también los sabores y los aromas naturales. Y para devolverle un poco el color o el sabor prefiero no decir lo que le añaden.

A este discurso tan flexible sobre el estado de la calidad de los productos lácteos hay que añadir la advertencia de que todos los errores cometidos en el mantenimiento de la vaca (mala alimentación, tratamientos antibióticos u hormonales) aparecen 25 veces más concentrados en los lácteos sólidos (se necesitan 25 litros de leche para hacer un kilo de queso).

Comprobad de dónde procede, cuál es el proceso de producción y el tratamiento térmico sufrido. Cualquier otro discurso se debe tratar aparte.

Pero un alimento mediocre puede no conducir a una patología si no os habéis intoxicado con él. A la pregunta: «¿Y el queso? ¿Y la mantequilla?», probablemente se pueda dar una respuesta sólo si se tiene una idea precisa del estado de intoxicación y de sus causas.

Sobre el yogur, el doctor Bruker Ocho escribe (1994):

> Las observaciones que he realizado durante décadas en pacientes con un intestino y/o un estómago delicado muestran que el consumo de yogur, en lugar de mejorar, empeora las afecciones crónicas y las dolencias del tracto gastrointestinal. El problema es que incluso el yogur natural es un producto resultado de muchos procesos. Comienza con un tratamiento térmico a 100 °C de la leche de partida, de la que al mismo tiempo se regula la composición con diversos procedimientos. Después se le añaden probióticos. Y luego el yogur vuelve a sufrir un tratamiento térmico para prolongar su tiempo de vida útil (por lo menos a 90 °C). Por supuesto, se le añaden otros productos para mantener su consistencia cremosa (transglutaminasa, por ejemplo), y más sustancias industriales para el sabor y la buena presentación visual (y casi todos esos componentes añadidos no deben mencionarse).

Pero un alimento mediocre puede no conducir a una enfermedad si el cuerpo aún tiene capacidad de regulación biológica. Para una persona con una energía vital débil (que padece alergias), incluso una pequeña cantidad de leche sería suficiente para desencadenar una crisis o una enfermedad, escribe Anne Laroche de Rosa en *Latte, un alimento da evitare* (2007), y la autora francesa aporta ejemplos:

> Señora G. N. (Toulouse): «Tenía que someterme a análisis de sangre hormonales para verificar algunos valores (infertilidad), y me sorprendí cuando desde el laboratorio me dijeron que debía abstenerme de tomar productos lácteos un día antes del análisis. Frente a mi estupor, me respondieron que alteran el sistema hormonal».
>
> Señora G. L. (París): «Tras la recomendación de mi madre (naturópata), dejé de tomar productos lácteos. Tenía quistes en las mamas, que han desaparecido. Después volví a consumir productos lácteos, por gula, y los quistes volvieron a aparecer. Así que me convencí de su origen».
>
> Señora L. W. (Gers): «Tenía un fibroma hemorrágico, artritis, colitis, el colesterol alto y anginas crónicas. Los médicos me prescribieron pastillas, antibióticos y medicamentos. Una primera revisión alimentaria mejoró mi estado, pero el factor decisivo fue la supresión total de los productos lácteos. Seis meses después todo volvió a la normalidad. Hoy tengo 54 años de edad, tengo ciclos regulares y mi vitalidad me permite escalar montañas. Hace quince años que no tomo fármacos. ¿Qué pensaría de esto la seguridad social?».

El individuo que ya no tiene una regulación biológica y acude al homeópata será sometido a un «drenaje», es decir, el médico, con sus instrumentos, identificará algunos remedios para los sistemas de excreción (hígado o intestino), suspenderá el consumo de leche o incluso de todos productos lácteos, e iniciará la desintoxicación con un producto natural u homeopático específico para su cuerpo. Y si le elimina la leche de su dieta (por ejemplo, durante un ciclo de 4 semanas) será porque es necesario asegurarse de que el cuerpo esté menos obstaculizado y congestionado por desechos y mucosidad para que el proceso de expulsión y drenaje de todas las sustancias tóxicas tenga éxito. Lo que sabemos sobre la intoxicación es que: el consumo de leche de vaca determina una mayor retención de mercurio (Rowland, 1984). La retención de mercurio en el intestino es 23 veces superior en las personas que consumen productos lácteos que en el grupo de control que no los consume (Kostial, 1979).

Este mayor nivel de retención de mercurio puede evitarse o reducirse mediante una dieta que no contenga leche pasteurizada (Kostial, 1981).

Qué más sabemos sobre la intoxicación: existe cuando se tienen amalgamas dentales en la boca; cuando se pulverizan las amalgamas dentales para reemplazarlas; y existe envenenamiento por mercurio acumulado en los tejidos, incluso cuando la amalgama ha sido extraída. También he aprendido que una buena manera de desintoxicación consiste en extraer pronto los dientes muertos, antes de que se produzcan (como inevitablemente ocurre) infecciones y osteomielitis crónica avanzada de la mandíbula (el hueso de la parte inferior de los dientes).

Además, si no cuidas tu alimentación, no evitas las intoxicaciones.

El oráculo de la película *Matrix*, después de darle al protagonista los elementos necesarios para su formación, se despide de él diciéndole: «Toma una de las galletas que he preparado. En cuanto te la comas te sentirás ligero y sereno». El arte de Tia en la cocina funciona de este modo: elige con cuidado los elementos básicos y los prepara con paciencia para el cerebro y para el cuerpo.

Así que detengámonos a reflexionar un momento. Nadie más que tú puede saber si tienes problemas como los que describo en este libro. Problemas, y los peligros de la leche, que se intensifican de una manera muy específica con las intoxicaciones.

He hablado con muchas personas con intoxicación por amalgamas dentales y me he sorprendido de que casi todos, antes de hablar conmigo, ya habían entendido, por su estado físico y sus afecciones, que no podían tomar leche comercial y productos lácteos. También hubo otros que respondieron a mis consejos (y tenían una razón) y consiguieron resultados significativos.

A la pregunta: «¿Y el queso? ¿Y la mantequilla?», sólo vuestra observación puede dar una respuesta.

Una vez, una mujer de 70 años que se conservaba muy bien, y que cultivaba un hermoso huerto ella misma, supo que estaba informado sobre problemas de salud, se acercó a mí y me dijo: «Por primera vez tengo el colesterol alto, y mis hijos me presionan para que me cure». Pero ella no quería tomarse la medicación. Entonces (yo estaba escribiendo este libro) le solté un discurso sobre la leche pasteurizada, y sólo al final me dijo que ella no la tomaba. «Ah, bueno... Entonces tenemos que pensar en otra cosa. No sé» (ya no tenía dientes). Más tarde descubrí que comía queso casi a diario. Y si esa señora se lo pensó bien, probablemente durante un tiempo habrá hecho una prueba y habrá eliminado de su dieta todos los productos lácteos para comprobar si ése era el factor negativo. Sólo ella puede dar una respuesta. Cuándo realice la observación sabremos más.

Si se necesita un poco de ayuda para comenzar la observación, entonces será útil leer esta cita de Raymond Francis, un reconocido investigador del Massachusetts Institute of Technology, que apareció en una entrevista en marzo de 1999:

> Me invitan por todo Estados Unidos para pronunciar conferencias, y lo que sucede es que las personas con enfermedades crónicas que suelo conocer contactan conmigo unos meses más tarde y me cuentan que sus síntomas han disminuido o desaparecido. La *milagrosa* curación de la enfermedad ocurre, y uno de mis secretos es el siguiente: simplemente no hay que consumir productos lácteos. Cualquier persona puede sacar partido de este consejo; y para muchos, los beneficios serán milagrosos.

Y añade:

> El destino del colon no es convertirse en un pozo negro estancado, aunque eso se tolere bastante bien y durante mucho tiempo: es importante saber que todo proceso de curación pasa por una mejora de esta situación. Hay que pensar en la leche.

Si se necesita ayuda para dejar de comer queso, esta idea de Sherman Goldman será bien recibida:

> La libertad es un viaje infinito. Dejar de consumir productos lácteos y animales no nos lleva a la estación, pero ya es un buen punto de partida: y en el viaje infinito, cuanto menos equipaje, mejor. Nuestro cordón umbilical con la naturaleza no pasa por las ubres de una vaca. Si somos lo que comemos, cambiar los alimentos significa modificar las ideas. Nuestras mentes y nuestros cuerpos están llenos de los residuos de una civilización agonizante.

Si, en cambio, se necesita ayuda para continuar con el consumo moderado de productos lácteos, a continuación cito algunas observaciones del doctor F. X. Mayr (de la *Dieta Mayr*):

> Debemos proteger a los pacientes con atopías crónicas de las grandes cantidades de antígenos proteicos bovinos que se vierten en la circulación después del consumo de leche. La sensibilización puede ser pequeña o grande, la capacidad del sistema para contrarrestar el impacto puede ser pequeña o grande, pero con la leche siempre se filtran directamente al sistema circulatorio importantes cantidades de proteínas intactas, y el cuerpo tiene una capacidad muy limitada para procesarlas.

Mayr se refiere al hecho de que la leche es una suspensión coloidal (casi toda agua) con una característica única: que todo lo que lleva se absorbe directamente. Si se piensa bien, esta particularidad no carece de justificación: al principio hay muchas cosas que el bebé no puede hacer: no puede comer, sólo sabe beber y absorbe directamente.

Cito *Esskultur nach F. X. Mayr*:

> En el primer lugar de la no tolerancia para quienes tienen predisposición a la debilidad intestinal está la leche. Se toleran mucho mejor los quesos de oveja y de cabra, o el yogur de soja.
>
> En cuanto a los productos derivados de la leche de vaca, cuanto más grasos sean, mejor tolerados serán por el sistema inmunológico interno del intestino. Por tanto, podemos prever cierta tolerancia de cantidades moderadas de nata, mantequilla y queso con un contenido graso superior al 60 %, y serán peor tolerados, por ejemplo, el queso bajo en grasa y los productos untables con un contenido en grasa inferior al 10 %.

El componente graso de la leche forma micelas preventivas de la absorción directa de las proteínas. De hecho, Oster y Ross (1974) han demostrado que con la *homogeneización de la leche* se destruyen estas micelas, y cuando se consume, la liberación directa del componente proteico al torrente sanguíneo (y, por tanto, la sensibilización a las proteínas) aumenta hasta proporciones ingentes.

Oster y Ross han recogido datos que comparan el consumo de leche homogeneizada (aún no se ha dicho, pero hoy en día toda la producción es de este modo; y también por esta misma razón hay quien dice que la leche de hace un tiempo era mucho mejor) con el consumo de leche no homogeneizada. Descubrieron que en el grupo de la leche homogeneizada se encontraban mayores cantidades de anticuerpos contra la xantina oxidasa (otro componente proteico de la leche).

Y cuanto mayor es la sensibilización contra la xantina oxidasa, más signos clínicos de arteriosclerosis y de destrucción de las células auriculares se encuentran en víctimas de los infartos de miocardio.

La homogeneización, por tanto, deteriora el componente proteico de la leche hasta darle a la xantina oxidasa un carácter fuertemente antigénico.

Estos estudios nos indican que cuanto más intenso e industrial es el tratamiento mecánico para producir queso, más se deteriora el componente graso y mayores son los efectos nocivos de su consumo alimentario, incluso en términos de sensibilización a las proteínas lácteas.

El doctor Raphael Nogier (1994) nos relata cómo el consumo de queso tuvo un efecto negativo en una paciente:

A Ermelina no le dieron el pecho, y con las tomas de biberón sufrió diversos trastornos digestivos: vómitos, diarrea, y más de una gastroenteritis antes de cumplir los 4 meses de edad. Pero después de la introducción de otros alimentos las dolencias disminuyeron. En mi opinión, es un caso claro de intolerancia a la leche de vaca y a los productos lácteos.

Ermelina ahora tiene 18 años de edad. Cuando su madre la acompañó a mi consulta hace unos tres años, la niña sufría conjuntivitis y rinorrea, así como un síndrome premenstrual importante: en ciclos de 35 días, desde el vigésimo día aparecía una considerable hinchazón de las mamas, con dolor, que se reducía tres o cuatro días después del inicio de la menstruación; y diarrea y náuseas durante la segunda parte del ciclo. Todos estos trastornos minan la adolescencia de una chica, causándole malestar y vergüenza en su vida cotidiana y en sus actividades deportivas.

Por eso le aconsejé a la joven que no consumiera más productos lácteos. Durante los tres meses siguientes, Ermelina fue capaz de comprobar primero la disminución, y después la desaparición de todas sus dolencias. Me confesó que después comió queso, una sola vez, y de nuevo sufrió conjuntivitis y rinorrea.

5

Los residuos de la parte grasa

(implicaciones para
la resistencia insulínica)

La resistencia insulínica consiste en una disminución de la eficacia de absorción por parte de los receptores insulínicos. Los factores que intervienen en la resistencia insulínica son, evidentemente, muchos, según escribió Lawlor en 2005, y precisamente por eso sorprende la evidente relación entre la resistencia insulínica y el consumo de leche:

> Se trata de un estudio epidemiológico sobre 4.024 mujeres inglesas de entre 60 y 79 años. El riesgo relativo de resistencia insulínica era de 0,33 para las que no consumían leche, y de 0,94 para las que la consumían, que se triplicaba (Lawlor 2005a). De acuerdo con nuestra observación, la no ingesta de leche por parte de estos pacientes comportó una reducción en la incidencia de resistencia insulínica.
>
> (Lawlor 2005b)

Hoppe (2004a): La resistencia insulínica se duplicó en 24 niños de 8 años, controlados durante una semana en la que consumieron leche, en comparación con un grupo de control alimentado sin leche, pero con la misma ingesta de azúcares.

Por tanto, se puede demostrar que los residuos (derivados de una alimentación mediocre) son relevantes. Como los residuos de las proteínas (péptidos opioides) provocan efectos sobre los receptores opioides, los residuos de la digestión de las grasas pueden actuar, entre otras, en la capacidad de resistencia insulínica.

La leche de vaca tiene un efecto insulinotrópico (en otras palabras, relativo a la parte del sistema endocrino que se ocupa de la insulina) en el ser humano. Se ha demostrado que cada vez que se consumen productos lácteos, se produce un aumento mesurable de resistencia insulínica. Además, estudios a gran escala muestran que los consumidores de leche tienen mayores niveles de resistencia insulínica que los no consumidores. Y eso comporta un alto factor de riesgo para la diabetes (Elliott, 1993).

> La exposición temprana a la leche de vaca se relaciona tanto con la aparición de anticuerpos de la diabetes como con la progresión clínica de la diabetes de tipo 1 entre los hermanos de niños con esta patología. (Virtanen, 1998), relación que es confirmada por Rennie (1992) y Ellis (1996).

Ahora es oficial: «Evitar el consumo de leche de vaca en la infancia reduce las posibilidades de desarrollar diabetes en la edad adulta» (American Academy of Pediatrics, 1994).

La resistencia insulínica implica otras muchas cosas, incluida la celulitis. Éste es el nombre que recibe el fenómeno de resistencia insulínica celular por parte del tejido adiposo. Consumir productos lácteos contribuye a la resistencia insulínica y, por consiguiente, a la celulitis.

Al sustituir la lactancia materna del bebé por el consumo de leche comercial común se obtiene un alimento mediocre en lugar de uno ideal, lo que producirá residuos, cuando lo que se deseaba era obtener ácidos grasos y aminoácidos esenciales necesarios para el crecimiento humano.

Es evidente que una población que sufre un efecto insulinotrópico tiene una mayor incidencia de enfermedades pancreáticas. Cuando un pueblo se introduce por primera vez en el consumo de productos lácteos (por ejemplo, los indígenas polinesios que se trasladaron a Australia), la incidencia de diabetes se duplica (Scott, 1990).

Lo mismo les ocurrió a los niños de Pakistán: un estudio confirma que cuando se trasladaron a Inglaterra y los productos lácteos entraron a formar parte de su alimentación, la incidencia de diabetes fue diez veces mayor que en los niños que permanecieron en Pakistán (*British Medical Journal*, 18 de abril de 1992).

Estudios epidemiológicos muestran que en los países donde el consumo per cápita de productos lácteos es muy elevado, hay mayor incidencia de diabetes (véase Noruega, Dinamarca, Australia, Alemania, Japón, Estados Unidos y Finlandia) [Scott, 1990; Dahl-Jorgensen, 1991].

En el ámbito de una misma nación hay zonas con mayor consumo per cápita de productos lácteos; al analizar estos datos en Italia, Fava (1994) mostró que la incidencia de la diabetes en las diferentes áreas de la misma nación es proporcional al consumo de productos lácteos.

Hay dos posibles mecanismos relacionados con este efecto nocivo de la leche pasteurizada, en mi opinión ambos determinantes. El primer mecanismo es la interferencia de los péptidos opioides, residuos de la caseína (como hemos visto en el capítulo 1). Esto es muy importante. De hecho, los estudios realizados en Nueva Zelanda por el investigador Keith Woodford (autor de *Devil in the milk*,[8] 2007) demuestran que las proteínas de la leche pasteurizada de vaca y no las proteínas de la leche pasteurizada de cabra son la causa de la alta incidencia de diabetes, y se puede demostrar que el problema de los péptidos opioides no descompuestos es exponencialmente mayor en la leche de vaca que en la de cabra.

El segundo mecanismo es la interferencia o sobrecarga de la mala absorción de grasas cuando se pasteuriza la leche. Se sabe que la resistencia insulínica aparece con mucha más facilidad en pacientes con intolerancia a las grasas (sobrecarga metabólica de grasas que no están bien descompuestas, o dislipidemia), ya que, a ciertos niveles, los residuos de las grasas mal digeridas interfieren en los receptores insulínicos.

Cuando se reduce la sobrecarga metabólica de los componentes no deseados (en exceso, desnaturalizados), también lo hace la resistencia insulínica (Ageeva, 2002; Boden, 2002; Kruszynka, 2003; De Jongh, 2004; Starkova, 2004).

Son bien conocidos los ácidos grasos desnaturalizados que mediante la pasteurización de la leche se acumulan en los receptores insulínicos creando resistencia insulínica (Bray, 2002. El lector puede consultar este documento para una discusión detallada).

8. «El diablo en la leche». *(N. del T.)*

Si la presentación de las grasas no se desvía demasiado de la normalidad, lo que se obtiene de la digestión (los ácidos grasos esenciales) se canaliza para el mantenimiento y la reparación de las paredes de los vasos sanguíneos sanos.

Con la pasteurización de la leche, ahora obtenemos una fracción (no descompuesta como estaba previsto) que provoca actividad biológica donde no debe existir.

Cada ácido graso tiene su propio destino y su recorrido. Aquí hablamos de la pasteurización de ácidos grasos no esterificados y de ácidos grasos trans, y los incorporamos en el grupo de los mensajeros hormonales de la leche que contribuyen al efecto insulinotrópico, es decir, que aumentan los niveles de glucagón, IGF-I, insulina, etcétera (observaciones en adultos sanos). [Nilsson, 2004; Östman 2001].

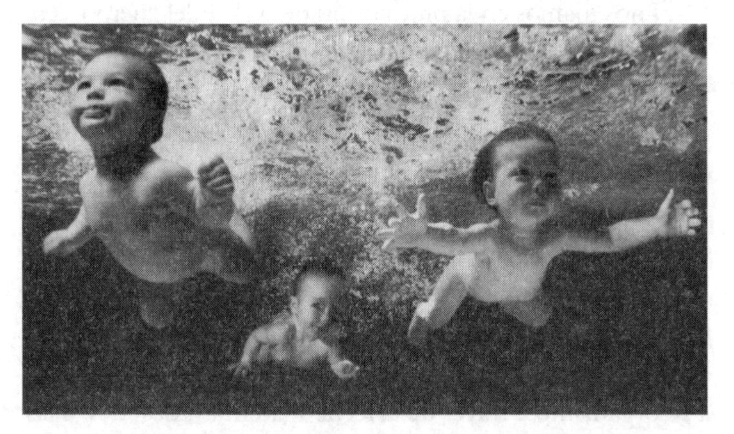

Los bebés tienen una importante vitalidad, por lo que pueden crecer recorriendo el «camino de la leche de hoy en día», aunque reciban dosis de aquí y de allá, grandes y pequeñas, y sufran las dolencias derivadas de ello.

¿Y el componente hormonal de la leche? Dilatación y aceleración del crecimiento

Nuestro organismo no sólo reacciona a los aminoácidos en cadenas de 15 unidades (péptidos opioides) o de 180 unidades (caseína), sino también en otra categoría, es decir, a los aminoácidos en cadenas de 70 unidades: las hormonas. La información preocupante que nos interesa aquí es que la hormona IGF-I de la raza humana (*Insulin-like Growth Factor-I*) y la de la raza bovina son iguales. Exactamente iguales, por desgracia. Así, descubrimos que la IGF-I, la hormona con múltiples efectos que ya hemos visto antes, tiene una cadena de 70 aminoácidos colocados uno detrás del otro justo en la misma secuencia tanto en los humanos como en las vacas.

Si nos fijamos en la producción de IGF-I del cuerpo, ésta se sitúa en un nivel máximo en la pubertad, disminuye poco a poco con la edad y se reduce a la mitad a los 70 años. La IGF-I es una hormona muy potente que tiene un profundo efecto aun cuando su concentración en sangre es de sólo 0,2 millonésimas de gramo por mililitro (es decir, 200 ng/ml) [Wilson, 1992; Cohen, 1991].

Una niña pequeña se convierte en una joven y luego en una mujer madura; su cuerpo está biológicamente programado, primero, para responder a las hormonas transferidas a su organismo a través de la leche materna y, después, a las que su propio cuerpo producirá por sí solo. ¿Hay estudios científicos que demuestren la teoría de que las niñas pequeñas, cuando consumen productos lácteos, pueden llegar a ser niñas más altas mucho antes de que la madre naturaleza lo haya programado? Tal estudio fue llevado a cabo en Japón, donde el consumo de leche de vaca era desconocido antes de 1946.

> Los japoneses no tenían vacas, ovejas o cabras. En aquella época, consumir un buen vaso de leche fresca era para un japonés como poner en la mesa un buen vaso de secreciones de glándulas animales, algo que nadie en su sano juicio haría.
>
> (Cohen, 1999)

Sin embargo, esta situación cambió después de la segunda guerra mundial. El consumo anual per cápita de productos lácteos ascendió a 2,5 kilogramos en 1950, y a 53,3 kilogramos en 1975.

En 1950, las niñas japonesas, a la edad de 12 años, medían de media 1,37 metros de estatura y pesaban 32 kilos. En 1975, mediante la adopción de una dieta rica en leche y productos lácteos (que contiene 59 hormonas bioactivas diferentes), el promedio de estatura había aumentado 11,4 cm, y el peso 9 kilos (Kagawa, 1978). Nunca antes un cambio nutricional tan pronunciado en una población había permitido el registro de datos en un estudio científico. El impacto de las hormonas de la leche de vaca en el crecimiento y en la sexualidad precoz fue evidente. De acuerdo con estudios epidemiológicos realizados en 1950 por Kagawa (1978), la niña japonesa promedio tenía su primera menstruación a la edad de 15 años y 2 meses. Veinticinco años más tarde, la niña japonesa promedio tenía su primera menstruación a la edad de 12 años y 2 meses, con una antelación de tres años. Cada año a partir de 1946, los datos sobre la sexualidad precoz en las niñas se han relacionado con el aumento del consumo de leche.

El aumento respecto a los niveles normales de IGF-I acelera el proceso de la pubertad en las niñas (Darendeliler, 1990).

Niveles de IGF-I y de otros metabolitos por encima del promedio anuncian adrenarca prematura en las niñas (es decir, la aparición de vello púbico antes de los 8 años) (DiMartino-Nardi, 1998; Silfen, 2000; Vuguin, 1999; Ibáñez, 1993) y, en la juventud y en la edad adulta, uno o más síntomas de poliquistosis ovárica, en particular hirsutismo, hiperinsulinismo y resistencia insulínica (Ibáñez, 1997, 1998, 1999).

Vello y desequilibrios endocrinos en las mujeres

Algunas mujeres tienen vello donde no debería haberlo. Esto se conoce como hirsutismo. Generalmente es causado por niveles elevados de andrógenos. Las hormonas de crecimiento bovino estimulan, en los mamíferos que las consumen, la síntesis de androsterona, cuyo incremento en los niveles va asociado con el hirsutismo (APA, 1996). El aumento de IGF-I conduce al hiperandrogenismo y a la producción de vello.

Administrar hormonas del crecimiento bovino y de macacos *rhesus* se relaciona con un incremento del 300 al 400 % en el índice de proliferación epitelial... que, traducido, ¡significa más vello! Los análisis médicos para evaluar un nivel alto de andrógenos se llevan a cabo en las mujeres con hirsutismo, e incluyen una evaluación de la testosterona y de otras hormonas que se producen en serie cuando los seres humanos consumen las hormonas bovinas de la leche pasteurizada.

Los quistes ováricos

La doctora Vanda Lauro, cirujana y ginecóloga del hospital de Viadana (Mantua), publicó en «Risoluzione di cisti ovárica con tecniche incruente»[9] (extracto de: *Latte e Formaggio. Rischi ed allergie per adulti e bambini,*[10] 1990):

Un grupo de pacientes con quistes de ovario fueron tratadas exclusivamente con medidas de tipo alimentario: eliminación de la leche y el queso, de los dulces, y de los embutidos de cerdo. De los seis casos, en cuatro se produjo una desaparición completa de la neoplasia, y una reducción significativa en los otros dos. La desaparición de los quistes se produjo siempre en un breve período de tiempo, es decir, en el plazo de un mes.

La conclusión, apoyada por la bibliografía médica, sobre el síndrome del ovario poliquístico, es que no se deben consumir productos lácteos (Silfen, 2002).

El síndrome del ovario poliquístico que ha sido relacionado con el consumo de productos lácteos es una carrera de fondo (Ibáñez, 2000), con toda una constelación de posibles manifestaciones: pequeños y múltiples quistes en los ovarios, agrandamiento de los ovarios, amenorrea o menstruaciones muy irregulares, a veces infertilidad, obesidad e hirsutismo. Abstenerse de consumir productos lácteos conlleva a una disminución de los síntomas.

Una cucharadita llena es la cantidad de hormonas que se producen durante toda una vida.

9. «Resolución de quistes ováricos con técnicas incruentas». *(N. del T.)*

10. «Leche y queso. Riesgos y alergias en adultos y niños». *(N. del T.)*

Pero cuando se ingieren productos lácteos, el mensaje hormonal destinado al crecimiento rápido del ternero constituye un exceso de estimulación que puede ser captado por alguna actividad endocrina.

De hecho, mediante el control de los niveles séricos de IGF-I, IGFBP-1, IGFBP2 e IGFBP-3, es posible demostrar que los consumidores de leche y productos lácteos tienen niveles superiores (del 13 al 20 %) en comparación con los de las personas que no consumen productos lácteos (Allen, 2002; Hoppe, 2004a).

Un aumento en la ingesta de leche de 200 a 600 ml corresponde a un incremento del 30 % en los niveles circulantes de IGF-I (Hoppe, 2004b).

Si se consideran los niveles posprandiales, el aumento de niveles séricos de IGF-I se sitúa del 65 al 300 %, respectivamente, al añadir 200 ml de leche pasteurizada a una comida a base de pan, y cuando se agrega 400 ml de leche a una comida a base de pasta (Liljeberg, 2001).

La leche de vaca es un alimento que tiene la función de impulsar al ternero neonato a crecer a gran velocidad (la programación es muy diferente en los seres humanos).

En los bebés humanos que comienzan a consumir de repente, y con mucha asiduidad, el producto de las ubres de la vaca tiene el efecto de dilatar la consistencia de todos los órganos, y éstos se forman rápidamente y mal, porque ese tipo de crecimiento es ideal para el ternero, pero no para el ser humano.

Lo mismo sucede cuando se sobreestimula a un animal con hormonas alimentarias: en 90 días, las dimensiones de la glándula tiroides aumentan un 17 % (dosis media). El mayor volumen es proporcional a la dosis: un 7 % de incremento en el tamaño con dosis bajas, y un 60 % con dosis máximas (FDA, 1990).

¡Glándulas suprarrenales, ovarios y riñones aumentan de tamaño (se dilatan), pero su peso disminuye ligeramente!

El consumo de leche de vaca, por tanto, tiene el efecto de dilatar el tamaño de todos los órganos; éstos se forman con rapidez y mal. Jean Trémolière (1982) demostró que los riñones de un bebé alimentado con leche de vaca son un tercio más grandes que los mismos órganos de un niño alimentado con leche humana.

Ya hemos visto que el consumo de leche de vaca provocaba dilatación cuando hablábamos del deterioro de la densidad de la mucosa intestinal.

El hombre moderno consumidor de leche de vaca presenta unos alvéolos grandes en un hueso duro, es decir, una estructura frágil (observaciones con el microscópico polarizado). Una sección ósea de un *Homo Neandherthalensis* evidencia, en cambio, una estructura excepcionalmente más elástica y resistente que la del hombre moderno (estudios de Guy-Claude Berger). Pero ya se ha hablado de este hecho en la sección sobre la mineralización ósea.

Tiziana Valpiana escribe:

> Cada especie debe alimentarse con el alimento previsto para su ritmo de crecimiento. Datos de Estados Unidos muestran que hoy en día los jóvenes que a los 20 años de edad se presentan al servicio militar han completado ya su crecimiento óseo, que en el ser humano se prolongaba hasta los 25 años de edad. Esta variación se debe a que desde el nacimiento son alimentados con leche no humana.

> La cuestión es que la Naturaleza debe estimular en las crías de la vaca un crecimiento más rápido del esqueleto que le permita tener autonomía de movimientos desde el principio, haciendo uso de sus propias piernas. Esta prioridad no es aplicable y ni siquiera deseable en el bebé humano, para el que el lento ritmo de desarrollo es una garantía de salud en la edad adulta, y cuya otra prioridad es el desarrollo armónico del cerebro.

Valpiana dice:

> La leche materna está pensada para un cachorro cuyo crecimiento es lento, y el uso de leches diferentes sólo puede conducir a consecuencias aún inimaginables.

D'Elia (1997):

> El niño alimentado con leche de vaca crecerá más deprisa, pero este rápido aumento se consigue a expensas de la resistencia, la consistencia, la calidad, la salud y la longevidad del individuo.

La IGF-I actúa mediante su inserción en diferentes mecanismos bioquímicos y en varios lugares. Confieso que no quiero tratar este tema del modo habitual, porque hay demasiados datos y tablas, y existe un sinfín de interferencias y efectos del exceso de IGF-I. Quien quiera investigar estos efectos, como, por ejemplo, el hecho de que (la IGF-I) «aumenta en exceso los niveles de andrógenos libres», o que «tiene un papel en la función ovárica, con todo un sistema de receptores, comunicación y gestión», etcétera deberá ir a la biblioteca y estudiar a los siguientes autores:

(Nestler, 1991; Nobels, 1992), (Adashi, 1985; Giudice, 1992; Hammond, 1985), (Adashi, 1994 y 1995; Hammond, 1991; Cara, 1996; Stewart, 1996; Erikson, 1995), (Mason, 1994), (Tapanainen, 1987; Erickson, 1989 y 1990; Olsson, 1990; Angervo, 1991; Yong, 1992; Wood, 1994; Poretsky, 1996), (Rosenfield, 1990), (Moghetti, 1996), (Barbieri, 1988).

El componente hormonal para el adulto

Lo que para los bebés o niños favorece un efecto de «dilatación y aceleración del crecimiento» para el adulto tiene un efecto de sobreestimulación (y, por tanto, cansancio crónico) de los órganos endocrinos.

Bartke (1994): «La exposición a las hormonas de crecimiento bovino, hablando de la cantidad que ingiere un consumidor medio de leche comercial, da lugar a alteraciones en la función del eje hipotálamo-pituitario-gonadal en los conejillos de indias. Otras consecuencias son las alteraciones en el intercambio de neurotransmisores hipotalámicos, en los niveles hormonales en sangre y en la regulación de su liberación».

El consumo de leche de vaca produce una sobreestimulación del sistema glandular del organismo adulto. Después de cierto período en el que estas glándulas son hiperactivas, acaece el cansancio, que las torna hipoactivas. Este tipo de efecto se debe a la leche pasteurizada. De hecho, Ford (1969), después de haber criado gallos con leche pasteurizada de vaca en lugar de leche cruda, eliminó la leche pasteurizada de la dieta y obtuvo efectos positivos en la capacidad de rendimiento sexual de los machos. Las autopsias mostraron unas glándulas sexuales masculinas (testículos) pequeñas y deformes en los gallos que habían tomado la leche pasteurizada, pero no en aquellos que fueron alimentados con leche cruda.

Pequeña hipótesis: si la leche es homogeneizada y pasteurizada, es como si se produjera un incremento en la disponibilidad de interactuar. En 1979, investigadores de la Universidad de Berkeley encontraron en la leche comercial normal la presencia de mensajeros (en forma de nitrógeno proteico) capaces de estimular de manera anormal la glándula pituitaria, lo que acelera el envejecimiento del organismo.

Tiroides: el 50 % de las personas mayores de 50 años de edad tiene algún tipo de insuficiencia tiroidea (por agotamiento). En un momento dado, la sobreestimulación crónica hace que la glándula sea hipoactiva.
El doctor N. K. Walker (famoso centenario, entre otras cosas) afirma estar seguro de la relación existente entre el consumo de leche de vaca y los trastornos tiroideos que muchos de sus pacientes habían sufrido con anterioridad.

En un estudio realizado con 1.500 mujeres que sufrían tumores benignos de mama, el doctor L. B. Franklin (Universidad de la Columbia Británica) muestra que los nódulos son provocados por una hormona que la vaca trasmite en la leche, el estradiol, necesaria para el crecimiento normal de los terneros. Cuando estas mujeres eliminaron de su dieta los productos lácteos, el 85 % de ellas se recuperó por completo.

«Parece que las mujeres sufren más que los hombres los efectos acumulativos y obstructivos de los productos lácteos y tardan más en curarse de dichos trastornos», escribe

Annemarie Colbin en su libro *El poder curativo de los alimentos* (Ediciones Robinbook, 1993).

Y subraya:

> De acuerdo con la concepción natural y sistémica esto es completamente natural: la leche debería salir de la mujer adulta, y no entrar en ella. Cuando este flujo natural se invierte, el sistema energético se bloquea. Una vez vino a verme una paciente quejándose de una hinchazón dolorosa en las mamas durante el síndrome premenstrual. Le sugerí que simplemente dejara de tomar su vaso de leche diario. Un mes después me llamó y me preguntó si era posible que su situación hubiera cambiado en tan poco tiempo; volvimos a hablar cinco meses después y me explicó que el dolor de las mamas persistía, de forma ligera, sólo durante los meses en que comía queso o helados.

Colbin continúa:

> El consumo de productos lácteos, incluidos la leche, el queso, el yogur y los helados, parece estar muy relacionado con varios trastornos hormonales femeninos. Tengo casos en los que las irregularidades menstruales se corrigen de inmediato, los tumores benignos de la tiroides se disuelven, y el cáncer cervical se detiene. Incluso en otras ocasiones los problemas de infertilidad se han resuelto con sólo dejar de ingerir leche y productos lácteos. [...] La confirmación de estas relaciones sigue llegándome a cada momento, gracias a las numerosas mujeres que vuelven a visitarme y me explican que los síntomas disminuyen o desaparecen por completo una vez que han dejado de consumir productos lácteos.

Nogier escribe en *Questo latte che minaccia le donne*[11] (1994):

> La primera mujer que me explicó la desaparición de su dolor de mamas fue Puy. Me pidió consejo para curarse una astenia asociada a la sobreexcitación neuromuscular (espasmofilia), una enfermedad que sufría desde hacía unos cinco años. Le pedí que eliminara de la dieta los lácteos y derivados, y aparte de una mejoría general en su estado de salud, vio desaparecer aquellos dolores de mamas, insoportables desde hacía tanto tiempo. Desde entonces, he preguntado sobre sus mamas a cada mujer que me visita. Y de ese modo he llegado a algunas conclusiones interesantes. Cincuenta mujeres que sufrían de dolor en las mamas, o con éstas en situación de riesgo, y que respondieron a mis preguntas, mostraron muchos signos de intolerancia a la leche. La mitad de ellas sentía aversión por ella, pero la superposición de los síntomas durante la vida de estas pacientes es algo mucho más revelador. Es evidente que los datos son más elocuentes cuando, al excluir cualquier producto lácteo, se comprobaron importantes respuestas clínicas.
>
> Las mujeres que sufren de dolor en las mamas suelen tener la piel fina, transparente y elástica, que para mí es un indicio de intolerancia a la leche en la infancia, y de que son grandes consumidoras de productos lácteos. En estas mujeres, el simple hecho de interrumpir por completo el consumo de productos lácteos, y perseverar durante dos o tres meses, mejora su situación.

Una de las patologías en aumento en la edad adulta es el cáncer. Una de las posibilidades es que cuando la IGF-I encuentra un cáncer, que antes no se había extendido de-

11. «Esa leche que amenaza a las mujeres». *(N. del T.)*

masiado, ahora ese mismo cáncer multiplica la velocidad de crecimiento (Outwater, 1997).

> La hormona IGF-I contenida en la leche de vaca multiplica por diez la concentración de ARN de las células cancerosas humanas. La IGF-I parece ser un componente clave en la proliferación celular.
>
> (Li, 1994; Rosenfeld, 1995)

> Cada vaso de leche de vaca duplica la cantidad de IGF-I en el cuerpo humano, una hormona que influye en el aumento del tamaño del cáncer de mama.
>
> (Robert Cohen, 1999).

También quiero aceptar las críticas de aquellos que querrían que hubiera añadido aquí toda la información. Pero he decidido hacerlo así en beneficio de los que aprecian el relato simple y que, como a mí, les molestaría tener que digerir en este libro todos los datos existentes o catalogados.

Con respecto al papel que el exceso de IGF-I tiene sobre los tumores en el cáncer de mama, de ovario y de próstata, los autores que hay que consultar en la biblioteca son: (Lippman, 1993; Papa, 1993; Stoll, 1997), (Harris, 1992; Lipman, 1991), (Furlanetto, 1984; Rosen, 1991), (Toniolo, 1989; Harris, 1999; Outwater, 1997), (Pollack, 1992; Lamm, 1992; Mantzoros, 1997; Chan, 1998).

La hormona IGF-I apareció en las portadas de todos los periódicos estadounidenses como resultado de un estudio, publicado el 9 de mayo 1998 por la revista médica *The Lancet*, que revelaba una relación absolutamente inequívoca entre los niveles elevados de esta poderosa hormona en el organismo y la incidencia de cáncer de mama.

¡Sin embargo, en ningún periódico americano se explicó que una de las maneras de aumentar los niveles de IGF-I en el organismo es consumir leche habitualmente!

Entre las mujeres con un alto consumo de leche, el riesgo de cáncer de mama alcanza valores hasta tres veces superiores (*Journal of the National Cancer Institute*, del 15 de febrero de 1989). El primer estudio en señalar que cuando las mujeres consumen leche pasteurizada y productos lácteos sufren reacciones negativas en los ovarios fue el del profesor Daniel Cramer y de sus colaboradores de Harvard (1998): en mujeres que ya no tienen la capacidad de digerir la galactosa de la leche comercial, la incidencia de cáncer de ovario se triplica.

Según datos de la OMS (1985-1989), en 59 países existe una importante relación epidemiológica entre el consumo de productos lácteos y la mortalidad a causa del cáncer de próstata. Otros autores han puesto de relieve la misma relación: Rotkin (1977), Schumann (1982), Snowdon (1984), Mishina (1985), Talamini (1986, 1992), Mettlin (1989), De Stefani (1995), Grönberg (1996), Ewings (1996), Chan (1998), Hayes (1999) y Tzonou (1999).

Estos estudios también contemplan el cáncer de útero, de pulmón, y de colon: Cramer (1989), Li (1994) Barnard (1996), Mantzoros (1997), Cascinu (1997), World Cancer Research Fund (1997), Outwater (1997), Chan (1998) Roswell (1989) y LeRoith (1995).

No debemos sorprendernos entonces al ver cómo los especialistas en medicina macrobiótica y natural sugieren que se detenga inmediatamente el consumo de productos lácteos en caso de padecer cáncer. ¡Se aplica quimioterapia para retrasar el desarrollo del cáncer, pero luego se ingiere leche y hormonas del crecimiento que lo aceleran!

Además de su contenido en hormonas del crecimiento, la segunda buena razón para que el paciente con cáncer deje de consumir de inmediato leche y productos lácteos es el efecto lesivo sobre la mucosa intestinal que producen los lácteos y la inmunogenicidad de sus proteínas, como señala Cunningham (1976) en *The Lancet*:

> Consumir leche de vaca puede provocar en organismos intolerantes linfadenopatías generalizadas, hepatoesplenomegallas y profunda hipertrofia adenoide.

Para la crónica, cito aquí las otras hormonas transmitidas mediante el consumo de productos lácteos (además de la IGF-I):

- Hormonas esteroideas (estradiol, estriol, progesterona, testosterona, 17-ketosteroide, corticosterona).
- Hormonas pituitarias (PRL, GH, TSH, FSH, LH, ACTH, ADH, oxitocina).
- Hormonas hipotalámicas (TRH, LHRH, somatostatina, factor inhibidor de PRL, factor liberador de PRL, GnRH, GRH).
- Hormonas de las tiroides y paratiroides (T3, T4 rT3, calcitonina, hormona paratiroidea, PTH peptídica).
- Péptidos gastrointestinales (péptido intestinal vasoactivo, bombesina, colecistoquinina, gastrina, péptido inhibidor de gastrina, péptido pancreático, péptido Y, sustancia P y neurotensina).
- Hormonas de crecimiento (IGF-I, IGF-II, proteínas de unión de IGF, factor de crecimiento nervioso,

factor de crecimiento epidérmico y TGF alfa, TGF beta, inhibidores de crecimiento, MDGI y MAF, factor de crecimiento derivado de plaquetas).

- Otros: PGE, PGF2 alfa, cAMP, cGMP, péptido inductor del sueño delta, transferrina, lactoferrina, casomorfina y eritropoyetina.

Según análisis realizados por Clark Grosvenor, endocrinólogo, la leche de vaca contiene 59 hormonas diferentes (*Journal of Endocrine Reviews*, vol. 14, n.º 6, 1992).

Una hormona de la hipófisis, la ADH, que se absorbe regularmente con la leche comercial, produce retención de líquidos.

EL ACTH, un potente estimulador de la glándula suprarrenal, también absorbido de manera regular con el consumo de leche comercial, contribuye a una gran variedad de alteraciones, desde diabetes a hipertensión, pasando por insuficiencias suprarrenales (Addison), y acné, etcétera.

Homogeneización y ultraconservación

En su libro *Der Murks mit der Milch*,[12] el doctor Otto Bruker, director de la Lahnhöhe Klinik, en Lahnstein, examina con calma en unas 200 páginas los distintos procedimientos para la conservación y la ultraconservación de la leche. «Extended Shelf Life» (vida útil: 12-21 días), método Pure-Lac (vida útil: 45 días), UHT, microfiltración, presión alta, impulsos infrarrojos, etcétera.

---

12. «Las chapuzas de la leche». *(N. del T.)*

Y describe las torturas que sufre un alimento que en realidad debería consumirse de inmediato, y crudo, cuando sale de la ubre, y que no debería ser manipulado de ninguna manera, especialmente con calor. Y, sobre todo, para no desnaturalizar la parte proteica, o perder enzimas o insustituibles factores de estabilidad biológica para quien lo consuma.

Cito sólo una parte:

> Los defensores de la leche ultrapasteurizada hablan a menudo de «sólo un par de segundos de calentamiento», para minimizar el problema de la pérdida de calidad de los nutrientes.
>
> Pero una leche que se mantiene a temperatura ambiente durante seis semanas es una sustancia muerta, un cadáver. E incluso los cadáveres comienzan a descomponerse después de seis semanas, pero la leche no. Para llegar a tal resultado, a la leche se le inyecta vapor de agua a 140-150 °C, y al mismo tiempo es «gaseada» con oxígeno. Y a esto le sigue la perjudicial homogeneización. También el contenido graso del líquido se regula (al 3,5 %). Y otro de los resultados colaterales del tratamiento es la evidente pérdida de sabor en comparación con la leche cruda.

Bruker trata de convencer al lector (y al paciente) de que nuestra aventura con la leche termina en la lactancia. Si realmente queremos leche, debemos consumirla cruda (mucho mejor si está recién ordeñada) o no más tarde de las veinticuatro horas siguientes al ordeño.

Y, sobre todo, hay que evitar la leche que se conserva a largo plazo. Si realmente no tenemos problemas de salud, dice Bruker, debemos consumir la leche pasteurizada de los ganaderos que siguen los procedimientos de Deméter (la escuela steineriana), que entre otras cosas están en contra de la homogeneización de la leche.

Después de hablar de Bruker, quiero detenerme una vez más en la homogeneización (mi fuente aquí es Andrea Fink, *Von der Bauermilch zur Industriemilch. Zur Entwicklung und Funktion der Qualitätnormen bei Milch*,[13] 1992).

Kapfelsperger y Pollman (Copenhague, 1983) han demostrado, alimentando a gatos con leche homogeneizada, que la cualidad alergénica de la leche aumenta 20 veces cuando la leche cruda se homogeneiza.

La homogeneización tiene consecuencias negativas porque se produce a una presión de 300 bar (sometiendo a una dura prueba a todos los componentes de la leche) y porque su objetivo declarado es reducir al menos en un 300 % el tamaño medio de las micelas de los componentes grasos.

La desestabilización de la grasa es general y tiene un efecto nocivo, no sólo sobre las grasas, sino también en otros componentes que interactúan con las estructuras.

¡Es necesario entender que la naturaleza de la leche es ser (y seguir siendo) una emulsión a 38 °C durante el tiempo necesario para amamantar a un recién nacido! (Andrea Fink).

---

13. «Del productor de leche a la leche industrial. El desarrollo y la función de las normas de calidad para la leche». *(N. del T.)*

6
Resultados razonables

Hemos visto que el consumo de galactosa durante décadas, en ausencia de la enzima específica, produce un aumento estadístico de ciertas enfermedades. No se sabe si existe una equivalencia en el caso de la lactosa. Es decir, no se sabe cuál es la consecuencia del consumo continuado durante treinta o cuarenta años por parte de una persona sin lactasa. Las reacciones inmediatas, sin embargo, no muestran a millones y millones de personas con déficit de lactasa.

Algunos investigadores han señalado tímidamente que les parecía haber visto, a nivel epidemiológico, una incidencia más alta de problemas graves, e incluso algunos tipos de cáncer, en individuos carentes de lactasa que consumían lácteos, aunque no mostraran «intolerancia sintomática».

Por ahora, el único comentario que la ciencia ha expresado es que si nos referimos a las personas con gastritis antes nombradas, podemos inferir que existe déficit de lactasa. Y que si estudiamos a los que no muestran reacciones, se llega a la conclusión de que la falta de lactasa es irrelevante. Nadie sabe nada, y por prudencia se mantienen a cierta distancia.

Otro ejemplo: tener un problema de permeabilidad intestinal predispone a la diabetes (por nombrar sólo una). El consumo de leche comercial parece, a partir de los datos disponibles, que predispone a padecer esta patología. El consumo de leche produce físicamente, al cabo de los años, un aumento de la permeabilidad intestinal. A esto se añade que el consumo de leche comercial tiene un efecto perjudicial a consecuencia de los residuos grasos maltratados por la homogeneización en los receptores de insulina. Todo esto es interesante, pero entonces, ¿qué debería decir la FDA o el Departamento de Salud de Estados Unidos, por ejemplo, que debemos frenar la industria láctea y hacer campañas públicas para sensibilizar a la población para que rechace la leche comercial?

En 1492, Cristóbal Colón descubrió la América habitada por millones de hombres «rojos» que no criaban animales que producieran leche. La extinción de los pieles rojas dio cabida a la nación que desde 1860 hasta hoy ha sido líder en lo que respecta al volumen de producción de leche. En esa nación, por supuesto, nadie dirá que hay que eliminar la leche pasteurizada en caso de infecciones recurrentes en niños, sino que se prescribirán antibióticos.

Algunos investigadores (que publican en revistas médicas) han creado técnicas (consciente o inconscientemente) cuyos resultados están a favor de la leche. Un ejemplo:

> A partir de la década de 1960, los pediatras han utilizado una variación de tan sólo 300 gramos en la balanza

> como medida de salud del recién nacido, por lo que han sido capaces de llegar a una conclusión positiva sobre las preparaciones comerciales de leche. De hecho, cuando los bebés humanos son alimentados con leche de vaca, aumentan de peso con mayor rapidez que cuando reciben la lactancia materna.
>
> ARMANDO D'ELIA,
> *en Miti e realtà nell'alimentazione umana,*[14] 1997)

¡Así que, dime qué parámetros eliges y te diré quién eres!

Otro ejemplo. Quien está enfermo tiene más facilidad de sufrir intolerancia a los alimentos y, de hecho, muchos estudios hablan de la intolerancia a la leche en la enfermedad de Crohn; en un momento dado, sin embargo, aparecen algunos investigadores que dicen: «Debido a que sólo el 5 % de los pacientes de nuestro estudio tenían *síntomas de intolerancia* después de la ingesta de 250 mililitros de leche, esta cantidad puede permitirse en la dieta diaria de un adulto con enfermedad de Crohn». ¡Victoria! La leche sigue siendo el alimento perfecto. Incluso a estas personas enfermas no sólo no se les desaconseja un consumo continuo, porque causa pocos síntomas, menos de los que podría producir el consumo de cualquier otra cosa, una nuez, un tomate, una patata, etcétera.

Este estudio es un ejemplo de cómo hacer que errores casi imperceptibles conviertan al investigador en miope, y sobre todo que pueda dirigir los resultados del estudio hacia lo que todos esperaban de él (y que de alguna manera preveía).

Veamos a qué hemos de atribuir este logro. Primero, los investigadores limitaron su atención exclusivamente al

14. «Mitos y realidad de la alimentación humana». *(N. del T.)*

subgrupo de individuos con intolerancia a la lactosa. Además, lo restringieron sólo a aquellos que habían dado positivo en cierto test de intolerancia a esa sustancia. Cada vez que los pacientes estaban fuera del grupo de estudio, los investigadores aceptaron la hipótesis de que a ellos la leche no les causaba problemas.

¿Y qué ocurre con los pacientes sin intolerancia a la lactosa, pero alérgicos a las proteínas de la leche? Todo el mundo sabe que existen entre los pacientes con enfermedad de Crohn, y en gran número. Sin embargo, se quedaron fuera, y además (¡ay!) los incluyeron en los que no tenían ningún problema con la leche. ¿Qué pasa con los pacientes que dieron negativo en la prueba respiratoria (por intolerancia a la lactosa) y que fueron *no excretores de hidrógeno en la respiración*? Todo el mundo sabe que el 20 % de la población pertenece a este tipo, y permanecen falsamente fuera de la prueba de la lactosa. Sin embargo, si no se incluyeron en la prueba, ¿la leche no era un problema para ellos? ¿Qué ocurre con los pacientes que dieron negativo en la prueba de respiración cuando ingirieron sólo 12,5 gramos de lactosa, *pero dieron positivo (intolerancia a la lactosa) después de la ingesta de 25 gramos o 50 gramos de lactosa?* (*véase* la cuestión del valor-umbral individual para la excreción de hidrógeno [Hammer, 1996; Zuccato, 1983]). ERRÓNEAMENTE, los investigadores asumían que los pacientes con intolerancia a la lactosa sólo después de haber consumido dosis más altas no tenían problemas al ingerir leche. Además, eran excluidos de la prueba todos los pacientes que no habían tenido síntomas clínicos evidentes previos por ingesta de lactosa. *No se valoraba la excreción en los 240 minutos posteriores*, que puede revelar síntomas, y entonces otro amplio número de intolerantes a la lactosa se escapaba del grupo que los investigadores habían diseñado para evaluar las mismas intolerancias.

Hay muchos ejemplos: se sabe que se obtienen mejorías en las infecciones de oído, incluso *cuando las pruebas de alergia a la leche dan resultado negativo*, en el 86 % de los niños que dejan de consumir leche de vaca (Nsouli, 1994). Muchos de los autores que he leído se sentían autorizados a suprimir la leche en caso de asma o de otitis (para ver si mejoraba), pero sólo en pacientes que habían dado un resultado positivo a la prueba de alergia a la leche.

Para mí fue un verdadero infortunio orwelliano tener que leer decenas de miles de páginas repletas de datos científicos catalogados sobre la leche comercial y la salud humana. Por suerte, encontré al bueno de Castiglione (1996), que aclara que no existe ninguna prueba o combinación de ellas que pueda asegurar con precisión la intolerancia a la leche, que el diagnóstico de alergia a la leche de vaca tiene que hacerse, previo estudio de los antecedentes personales y familiares, siempre y sólo sobre la base de una mejoría después de la dieta de eliminación y de una recaída posterior tras una prueba de provocación.

Pero lo que he visto es que muchos investigadores sólo utilizan un tipo de prueba (y posiblemente sobre una sola proteína) y luego lanzan sus resultados a diestro y siniestro (que suelen coincidir con lo que ya querían decir desde el principio y de lo que ya estaban convencidos antes de su investigación).

Un investigador es un trabajador con un futuro incierto. Cada cuatro o cinco años expira la beca que suele constituir su salario. Tiene el futuro asegurado sólo si la calidad de sus propuestas de investigación y sus planes de estudios van a favor de quien les facilita fondos.

En ciencia, sólo recibe fondos de investigación quien tiene un currículo limpio, sin ninguna mácula. Los resultados de las investigaciones hablan de ti, de tu capacidad de razonar. Los resultados «no razonables» pueden dejarte en dique seco. Es necesario un poco de adaptación. Es como sacar peces del mar y meterlos en una piscina. De vez en cuando alguno salta de la piscina y acaba en el suelo. Por lo general, estos últimos se ven obligados a entender conscientemente que la autocensura es lo mejor para quedarse en la piscina. Sobre los otros actúa una censura inconsciente (las direcciones y los argumentos de los que construyeron la piscina son interesantes, los protocolos son razonables). Quien está al borde de la piscina no se alarma (a veces sucede), sino que espera a que el pececito se asome, que vea dónde está la piscina y que piense un poco si le gusta, y que al poco tiempo entre de nuevo en el agua. Si el pececito es testarudo, entonces quien gestiona la piscina tendrá que sacarlo y alejarlo de allí, pero el pececito es el que ha tomado la decisión (pobre Don Quijote, que lucha contra los molinos de viento).

La realidad supera a la ficción orwelliana. Ya no hay necesidad de manipular las bases de datos. Sólo hay que dar credibilidad al sistema de la piscina.

Por otra parte, la censura inconsciente de los pececitos dentro de la piscina se beneficia del hecho de que la historia cambia los nombres a las enfermedades y de la ausencia de un hilo continuo de experiencia, como les sucedía a los curanderos nativos americanos y orientales. Hoy en día, todo estudiante de medicina estudia los textos de farmacología.

El macrobiótico George Osawa nos brinda un ejemplo cuando desaconseja el consumo de leche de vaca a los bebés humanos. Escribe: «En los países de Extremo Oriente, los períodos embrionarios y de lactancia se consideran los más importantes para la formación psicológica» y hace hincapié en que la vaca tiene que criar a un ser diferente al hombre (*Jack y Mitie*, 1959).

Estos conceptos escapan por completo a los intereses y a las observaciones de esta ciencia. ¿Y cómo se demuestra, incluso si alguien pagara para hacerlo?

Las observaciones clínicas realizadas por Rudolf Steiner dicen que un niño alimentado con leche de vaca será en su madurez un enfermo de esclerosis y de envejecimiento prematuro. Y cita observaciones comparativas en este sentido, realizadas entre la población del Cáucaso, Armenia y Mongolia: el hecho o no de que la leche de vaca se introdujera en su dieta desde una corta edad determinó el estado de salud mental de los miembros de la comunidad anciana.

Finalmente, la censura inconsciente se beneficia de ideas preconcebidas que forman parte de la cultura, así como de su presunción de superioridad. Creyendo firmemente en el progreso de la medicina, y sin darse cuenta de su autocensura inconsciente, los investigadores lo hacen lo mejor posible sin salirse del margen de lo razonable (la piscina).

Para evitar sorpresas desagradables y un currículo de alarmismo en el campo de la leche, en primer lugar se usan instrumentos inadecuados, por ejemplo, el método de Prick, Rast y Prist, que descubre muy poco sobre las cuestiones perjudiciales en la edad adulta.

La propia definición de «intolerancia alimentaria», que pretende reacciones alérgicas en el plazo de una semana, es cómplice de la miopía hacia los efectos del consumo de leche de toda una vida. Es al cabo de los años cuando la leche produce la mayoría de los efectos y las degeneraciones progresivas en un cuerpo que ha sufrido en silencio durante décadas.

Hay un conjunto de conceptos establecidos y aceptados por todos, que cuadran con los intereses de los patrocinadores de la civilización.

Este sistema no te impide hacer descubrimientos. De hecho, cuantos más conceptos haya, más se complica el debate, y eso es mejor.

El nuevo concepto descubierto será lentamente absorbido, siempre que no cambie la dirección en que van las cosas. Pero si hablamos de hacer una investigación sobre la leche cercana a la realidad, entonces creo que el investigador tiene que ser revolucionario para los estándares actuales de la industria del sector, que en la actualidad acepta la indiferencia, la pereza, la deferencia y la inexactitud como defectos aceptables.

La seriedad que se necesita frente a las pruebas Prist, Rast y Prick (que resultan negativas incluso en aquellos que muestran reacciones graves que desaparecen con la interrupción del consumo de leche) es la que vemos cuando el doctor Raphael Nogier escribe:

> ¿Os parece exagerada mi solicitud, en la era de la tecnología triunfante, de tener una noción biológica de la intolerancia a la leche que me permita establecer relaciones objetivas entre la presencia de la intolerancia a la leche y las patologías mamarias, ya que tras mis observaciones clínicas sospecho firmemente que existe un papel causal?

Un poco más de historia

Una civilización en la que la cría de animales se ha convertido en algo importante sabe que un gran número de sus cultivos y cereales deben ir destinados a la alimentación del ganado. Así que si pensamos en la cantidad de alimentos que llegan a nuestro plato, nos damos cuenta de que existe una enorme desproporción, pues una sola proteína animal ocupa una porción de tierra veinte veces mayor que si esa proteína se obtiene en la misma cantidad pero a partir de cultivos vegetales. Las vacas están en los establos, por supuesto, y no ocupan todo ese espacio, pero el problema es que se mantiene ocupada un área determinada de tierra para producir los cereales necesarios para criar a los terneros. Se dedican muchos más recursos para producir una determinada proteína animal que para una vegetal: 20 veces más superficie agrícola, 14 veces más agua y un suministro de energía 10 veces mayor. Más de la mitad del agua consumida en Estados Unidos hoy en día se emplea para el ganado.

Kenneth Pomeranz y Philip Huang (2001) explican el diferente desarrollo económico que existe entre Inglaterra y China en estos términos. A partir del siglo XVIII, el enfoque de los ingleses fue subdividir los campos agrícolas entre cultivos destinados a la alimentación humana y otros a granjas de animales. En China, prácticamente no existía espacio para los pastos y el destinado a los cultivos para la alimentación animal era muy escaso.

Si consideramos la superficie cultivable limitada del planeta (o del territorio), una economía basada en productos de origen animal conduce al desperdicio de recursos. Éste fue el razonamiento de una serie de grandes civilizaciones, para las cuales el consumo de productos lácteos se inició en tiempos muy recientes. China y otros muchos países asiáticos estaban obligados a desarrollar un contexto de máxima producción por unidad de tierra, pero no los países de Europa ni Estados Unidos, que se convirtieron en grandes naciones consumidoras de productos de animales. Hace dos décadas, ese auge dio lugar a una fuerte industria láctea en muchos países asiáticos. Hoy en día, la India es la segunda nación, sólo por detrás de Estados Unidos, entre las que producen grandes cantidades de leche: en 1968 se produjeron 21,2 millones de toneladas de leche, en 1999 y la producción de la India superó los 78 millones de toneladas.

Esto formó parte de una carrera de occidentalización que constó de los siguientes pasos:

1. Los ingleses pidieron a la India que produjera proteínas vegetales para los animales de granja de Europa.
2. Los ingleses solicitaron a la India que produjera ganado para satisfacer la demanda del mercado de la exportación de carne.
3. En un momento dado, también la leche y los productos lácteos comenzaron a ser una fuente importante de ingresos para los propietarios de las vacas, y cada vez más ganaderos se dedicaron a la producción de lácteos.

Si retrocedemos unos pocos siglos en el tiempo, a la India anterior a la llegada de los ingleses, vemos que el estamento político-religioso promovía entre la población maximizar la producción de alimentos por unidad de superficie.

El dogma de la vaca sagrada, de hecho, alejaba a estos animales de la industria de la carne: en ese momento, criar vacas para producir carne habría situado al ganado en competencia directa con la población debido a los limitados medios de subsistencia que proporcionaba la tierra. El dogma de la vaca sagrada acabó con el fenómeno del ganado robado y el consumo de su carne en tiempos de hambruna; así, un número suficiente de estos animales podía ser utilizado para trabajar en los campos y para el transporte.

A la vaca no se le pedía ni carne ni leche: hace dos mil años, el antiguo Código Manu de las Leyes prohibía el consumo de la leche de vaca en la India. En el siglo XII, los escritos Veda prohibían el consumo de leche de vaca (sobre todo por motivos de salud). Finalmente, las escrituras sagradas de los hindúes del pasado más reciente suavizan el tema: «Primero deja que el ternero tome la leche que necesita, entonces podrás beber leche, pero sólo si no tienes nada más con lo que alimentarte».

Las consideraciones espirituales y morales están muy relacionadas y mutuamente sostenidas por la incapacidad de desperdiciar recursos agrícolas para llevar proteínas animales a la cocina, y por cuestiones de salud.

El trabajo de tiro en el campo y el transporte eran las únicas razones por las que los agricultores optaban por mantener y alimentar a estos dóciles animales. Una verdadera edad de oro para las vacas. Hoy en día, las vacas, con la ayuda de la tecnología y la ingeniería genética, producen cinco veces más que cualquiera de sus antepasados rumiantes bien alimentados, si bien la vaca productora de leche requiere un seguimiento continuo con fármacos, y sólo es capaz de sobrevivir unos pocos años (mientras que las vacas rumiantes viven alrededor de 25 años) porque el objetivo marca que debe de alcanzarse «la máxima producción al mínimo coste».

Sin embargo, estas vacas producen leche con veinte veces más grasas saturadas (la flora intestinal alterada se traduce en una saturación excesiva de grasa en la leche) respecto a lo que está escrito en las tablas comparativas de los manuales de nutrición. Es evidente que en la leche obtenida de la producción a gran escala también aparecen tranquilizantes, estimulantes del apetito, larvicidas y, sobre todo, antibióticos (el 55 % de los antibióticos utilizados en Estados Unidos se proporcionan a los animales).

Como he prometido «un poco más de historia», citaré el *Manual del Inquisidor* de Bernard Guy: «Para identificar sin error a un cátaro, hay que poner un animal en manos del sospechoso y ordenarle que lo mate; si se niega, tendréis la confirmación de su «depravación herética» y, por tanto, deberá ser quemado vivo sin más demora».

Estamos entre los siglos XII y XV, los cátaros (subdivididos entre albigenses, en el sur de Francia; bogomilos, en el este de Europa; patarinos, en el norte de Italia) ampliaron a los animales los diez mandamientos de Jesús y eliminaron de su dieta los productos de origen animal como la leche y sus derivados. Los textos sagrados de los cátaros fueron casi todos destruidos por el fuego de la Inquisición.

Dufty remonta el nacimiento de este oscurantismo en el mundo de la medicina «oficial» al origen de la medicina occidental en sí, en la Baja Edad Media. La Iglesia, gracias a la Inquisición, se puso a trabajar de pleno para borrar las tradiciones y poderes no deseados. En 1300, los médicos aún eran muy escasos y se practicaban rituales bárbaros, como sangrías y amputaciones de las extremidades, mientras que los curanderos (que heredaban la profesión de sus padres) podían sanar a las personas mediante la combinación de la acción de las plantas con el buen sentido natural de la higiene (ejercicio, sol, emplastes y también pranoterapia), junto con consejos relativos a la dieta, el ayuno y la oración. Los conceptos de entonces, transmitidos de padres a hijos, se habían aprendido tras siglos de práctica, y probablemente eran afines a los orientales, o incluso a los nativos americanos. La curación natural inspiraba confianza, y en todas partes la gente tenía el máximo respeto por esa sabiduría práctica, y confiaban a ella su salud.

Sin embargo, de la noche a la mañana, los curanderos pasaron a ser considerados enemigos de la Iglesia y del estado. La Iglesia difundía este mensaje en el siglo XIV: «Si una mujer osara curar sin haber estudiado, es una bruja y debe morir». «Después de que la competencia de los curanderos fuera eliminada (con el exterminio de la Inquisición), el sacerdote y el médico se dividieron el botín, respectivamente el cuidado de la psique y del cuerpo». (W. Dufty, 1986).

La nueva ciencia médica despreciaba muchas técnicas, tachándolas de no científicas, con independencia de sus resultados. Por ejemplo, William Dufty señala la relación entre el azúcar refinado y el caos de síntomas resultantes: «La gente perspicaz que entendió lo que realmente provocaba el azúcar refinado tan apenas tuvo que actuar de manera clandestina. Y la serie de señales y advertencias que el cuerpo y la mente daban en contra del azúcar terminó en las sombras». Todos los médicos «con licencia» del nuevo sistema no sabían nada y habían sido adiestrados para no preocuparse por saberlo.

Algunos personajes actuales

Durante una gira de promoción de la representación televisiva musical de la ópera de Shakespeare *Love's Labour's Lost*[15] (2001), Alicia Silverstone, la Batgirl de la carísima superproducción *Batman y Robin*, habló de cómo descubrió su intolerancia a la leche. La actriz, de 23 años, explicó que se había convertido en una persona nueva al dejar de consumir leche y derivados dos años antes: «He dejado de tomar leche y productos lácteos y mi piel vuelve a tener... un tono totalmente resplandeciente. He perdido todo lo que me sobraba. Por fin voy al baño con normalidad».

Pero, sobre todo, Alicia Silverstone reconoce lo que las estrellas de ópera y los musicales de Broadway siempre han sabido: «La leche y los productos lácteos antes de salir al escenario proporcionan una voz nasal y causan un malestar estomacal que no ayuda a la interpretación».

Carl Lewis, que rara vez tomaba leche ni productos lácteos y tenía un especial cuidado de no consumirlos durante las competiciones. Martina Navratilova evitaba la leche. Su entrenador, Doug Graham, decía que es necesario eliminar los lácteos de la dieta de los atletas. Y, de hecho, Navratilova permaneció en el tenis de alta competición hasta los 40 años de edad.

---

15. «Trabajos de amor perdidos». *(N. del T.)*

David Ryde, consultor del equipo olímpico británico durante quince años, está convencido al cien por cien de los beneficios de una dieta sin productos lácteos, y presenta sus observaciones en el libro *Yesterday's food will become tomorrows food*[16] (1999).

La hija de Elvis Presley explicó en una entrevista que pasó dos años yendo de un médico a otro, de este a oeste de Estados Unidos, precisamente en la época en que se separó de Michael Jackson. «Era un caso incomprensible para todos. Una semana el problema era el asma, a la semana siguiente la hipoglucemia, después me decían que era otra cosa distinta... palidez, reflujo... tenía de todo». En un momento dado, un famoso médico homeópata le explicó que tenía que evitar todos los productos lácteos. El resultado fue una notable mejoría en sus alteraciones. Durante la siguiente visita, el homeópata le pidió que abriera la boca y encontró amalgamas dentales, que liberan bajas dosis de mercurio de manera crónica. Lisa Marie Presley afirma: «Tan pronto como dejé de consumir lácteos, mis problemas desaparecieron por completo».

La entrevista, de Chris Heath, termina con un discurso final de Lisa Presley sobre el mercurio: «El mercurio puede volverte loco, y provoca una miríada de intolerancias alimentarias. La expresión anglosajona «tan loco como un sombrerero» proviene del mercurio: las personas que trabajaban en la industria de la producción de sombreros de fieltro se exponían al mercurio durante el proceso, y muchos de ellos acababan locos. Tratan de decirnos que el mercurio es incocuo, pero es el veneno más poderoso conocido por

16. «La comida de ayer se convertirá en la del mañana». *(N. del T.)*

el hombre después del plutonio. ¿Y dónde termina? En la boca de las personas».

Bryan Adams, de 40 años y con 55 millones de discos vendidos, en una entrevista con Jan Wong explicaba que le gusta mucho el queso, «pero simplemente no puedo consumirlo a causa de mi salud». Uno de los problemas que ha obligado a muchas personas a evitar el consumo de productos lácteos es la tendencia a tener acné, que aparece de forma alarmante en los momentos en que se vuelve a tomar productos lácteos. Y aquí incluyo una breve digresión sobre el acné. El manual Merck (Merck and Company, 2000) admite que la intolerancia alimentaria es una posible causa del acné.

> Si se sospecha que un alimento es la causa desencadenante del acné, éste debe ser eliminado de la dieta durante varias semanas, y luego debe consumirse en grandes cantidades para determinar si empeora el acné en el momento de la reintroducción (prueba de exposición).

Jerome K. Fisher realizó un estudio clínico con 1.088 pacientes adolescentes: en algunos de ellos el consumo de leche fue el principal factor causante del acné; de hecho, el fenómeno se redujo de manera significativa con la eliminación del consumo de productos lácteos. Leemos en *Endocrinología* (septiembre de 1999, vol. 140, pág. 9): «La hormona IGF-I resulta el estímulo más fuerte para el crecimiento de células sebáceas epiteliales», es decir, el acné.

Frank Oski: «La progesterona y otras hormonas de la leche de vaca se descomponen en andrógenos, que se ha demostrado que es un factor para el desarrollo del acné». La ciencia explica que el proceso del acné comienza exactamente cuando las hormonas esteroides (andrógenos) estimulan las glándulas sebáceas de la piel (*British Journal of Dermatology*, julio de 1998, vol. 139, pág. 1). El consumo de leche favorece el inicio de toda la cadena de mensajeros.

Pero volvamos a la entrevista con Bryan Adams: ¿Qué ha hecho que se convierta en vegano? El cantante explica que diez años antes, en 1989, leyó el bestseller *Fit for Life*[17] (1987), de Harvey Marilyn Diamond. Y cita del libro:

> Los problemas digestivos suelen mejorar cuando se excluyen de la dieta los productos lácteos. Esto se debe a la caseína, la proteína principal de la leche, tan pegajosa e indigerible por el estómago que termina en la mucosa intestinal e interfiere en la capacidad de absorber los nutrientes.

Una serie de circunstancias lo empujaron a tomarse en serio este camino, y Bryan Adams está ahora tan habituado que incluso se elabora su propia leche de almendras. *Los Simpson* y *Futurama,* series de Matt Groening, son dos producciones televisivas en las que se caricaturiza con gracia y mucha sutileza la forma de vida y el pensamiento de los estadounidenses. No es necesario que el dibujante se aleje demasiado de la realidad para llenar la escena de personas con un físico sin músculos, casi desnutridas, pero con una barriga propia de un glotón.

Estos individuos son un claro retrato de los intolerantes a la leche, que no fueron amamantados por su madre, que los alimentó durante años con los preparados de leche comercial. Se llama debilitamiento generacional: el organis-

17. «En forma para la vida». *(N. del T.)*

mo nunca se ha formado bien, y ahora, en la edad adulta, la digestión de muchos alimentos resulta problemática.

Entre los escritores famosos que advierten abiertamente de los efectos adversos para la salud del consumo de leche y productos lácteos está en primera fila John Robbins, asesor personal al ex presidente Bill Clinton y autor de libros que han vendido millones de ejemplares. En *Diet for a New America*[18] (1987) desaconseja de forma clara el consumo de leche y productos lácteos. «Quien quiera tener alergias debe tomar leche», «Quien quiere atascar su organismo que beba leche». También considera que los lácteos son muy perjudiciales para el bienestar psicofísico del individuo.

Osho (1970), que nunca había sugerido ningún tipo de prohibición a sus discípulos, tiene algo que decir sobre la leche: «La leche que nos dan a beber no está pensada para nosotros [...] es para los terneros. Una vez se ha convertido en adulto, ningún animal bebe leche. No digo que no podamos tomar un poco en el té o en el café, pero no os convirtáis en consumidores de leche».

El presidente de la Asociación Italiana de Macrobiótica, el doctor Paul Antognetti (Universidad de Génova), escribió en el prefacio del libro *Latte e formaggio. Mito della civilità*[19] (1989):

> Seamos realistas, nuestra secreta esperanza es que este libro se quede pronto obsoleto, porque ya se hayan hecho pruebas de laboratorio, análisis clínicos, estudios epidemiológicos que demuestren los peligros extremos que el alimento para los terneros causa en el organismo

18. «Dieta para una nueva América». *(N. del T.)*

19. «Leche y queso. Mito de la civilización». *(N. del T.)*

humano. En realidad, tuvimos que acelerar la publicación para no quedarnos enseguida fuera de juego, ya que en los últimos tiempos son cada vez más frecuentes las noticias y los artículos que vinculan el consumo de productos lácteos con las más diversas enfermedades de la civilización: por ejemplo, la leche y el queso se relacionan ahora con la aparición de quistes, fibromas, tumores, cáncer del sistema reproductor femenino (de mama, útero, ovario), infecciones en el aparato urogenital femenino (candidiasis, cistitis), cefaleas y otros síntomas del síndrome premenstrual, y también con las cefaleas normales, enfermedades del sistema cardiovascular, diferentes tipos de alergias, tanto alimentarias como dermatológicas y respiratorias (asma, fiebre del heno), descenso de las defensas inmunológicas que nos expone a todo tipo de enfermedades e infecciones, problemas del sistema digestivo (diarrea, estreñimiento).

En *Los Simpson*, Matt Groening también ha dibujado a un personaje vegano (que no consume productos de origen animal). Se trata de Apu, el dueño del Badulaque de Springfield. Sin duda, el más espiritual de los amigos de Homer, pero no esperéis mucho de él. Groening parodia al pequeño comerciante cuando demuestra su «idealismo» en su tiempo libre.

Citas de Apu:

«Mi tienda está abierta veinticuatro horas al día. Tengo un gran compromiso con mi tiempo».

«Un producto puede tener calidad y precio bajo, pero ¿dónde está el amor?».

«¡Oh, pobre Homer!, espero que mis deliciosos bombones de chocolate no te hayan provocado ese estado de salud tan precario».

«Homer, ¿así trabajas? ¿Quedándote dormido? Ponte a trabajar y cambiar la fecha de caducidad de estos productos lácteos».

Cliente: «¿Puedo llevarme esas gelatinas?».

Apu: «¿No le gustaría llevarse también ese vodka para acompañarlas?».

Apu: «He venido a pagar la deuda con mi trabajo».

Homer: «No lo entiendo, ¿qué es lo que tengo que comprar ahora?».

Apu: «El concepto de alineación kármica...».

Homer: «Es injusto, tú no puedes vender el karma. Sólo el cosmos puede».

Apu: «Simpson, paga lo que has cogido y desaparece... y esperamos que vuelvas pronto, gracias de nuevo».

Cliente: «Un sello de 29 centavos».

Apu: «Aquí lo tiene. Cuesta un dólar y 85 centavos».

El redescubrimiento idealista de lo «sin leche» sufre un poco con este personaje de *Los Simpson*; la caricatura es precisamente ésa, que para un idealista y un vegano la realidad sigue siendo un conjunto de «objetivos» y «objetos».

En este sentido, el verdadero vegano va a contracorriente, nos recuerda que los significados de las cosas que suceden ante nuestros ojos se nos escapan, como el de la leche. En el envase no se dice por qué las hembras de la especie humana no tienen leche en las mamas continuamente, mientras que las vacas sí. Y, de hecho, tampoco la vaca produce leche a no ser que esté preñada. Las vacas productoras de leche siempre están preñadas. Las crías, como las madres, adquieren de repente la condición de «objeto de lucro». Y puesto que no todos los terneros recién nacidos pueden convertirse en carne de consumo, a muchos se les deja morir de hambre o son utilizados para otros fines (para amortizar los costes).

La cara de la leche
Kristen W., marzo de 2002:

Estaba en Noruega, con mi novio noruego, caminando cerca de nuestra casa cuando nos encontramos a cuatro terneros que nos observaban. Me sentí atraída por aquellos pequeños que se tambaleaban sobre sus débiles piernas y sentí el deseo de acercarme, aunque sabía que si me aproximaba demasiado, se escaparían. Así que me senté y esperé a que ellos se acercaran a mí. Poco a poco, y con mucha cautela, fueron aproximándose; parecían sentir mucha curiosidad. Comenzaron a olfatearme de pies a cabeza, y yo estaba encantada de estar tan cerca de unos animales que hasta ese momento me habían sido completamente extraños, aparte de que todos los días tomaba la leche producida por su especie. En cuanto me acomodé un poco más en el suelo, los terneros se animaron y se acercaron a examinarme con más detenimiento, olfateándome con atención. Sin embargo, uno de ellos empezó a empujarlos hacia atrás para impedirles que se aproximaran a mí. Era como si sólo él tuviera el privilegio de poder hacerlo. Aquella maravillosa fiesta del olfato terminó de repente cuando el ternero empezó a oler mi entrepierna con intensidad. Mi novio y yo estallamos en una carcajada que lo asustó y devolvió de nuevo la timidez a los terneros. Después nos pusimos en marcha por un camino que subía una pendiente rocosa. Para nuestra sorpresa, los terneros nos siguieron. Siempre había pensado que las vacas eran animales torpes y un poco tontos, pero éstos subían el camino rocoso con la gracia de los ciervos. Durante el resto de la tarde nos siguieron a todas partes, excepto al llegar a una zona muy peligrosa para ellos, donde se detuvieron y esperaron fielmente que regresáramos. Esta experiencia cambió mis ideas acerca de las vacas y los terneros. Había conocido en primera persona a una criatura pacífica y dócil que reflejaba la calidad de los prados por los que paseaba con alegría; una criatura racional, interesada en aprender más acerca de los mamíferos, bastante tímida, como los seres humanos. Cuando regresé a la costa de Noruega en invierno, mis pensamientos volvieron a las escenas y a los sonidos que he explicado.

Fui a ver a los amiguitos con quienes pasé aquel maravilloso día de verano. El dueño vivía justo en la casa de al lado, así que sólo tenía que pedirle permiso para visitar a las vacas. Cuando estaba cerca de la granja fui atacada por un abrumador olor, como de aguas residuales y drenajes químicos malolientes mezclados entre sí, y me armé de valor contra esa sensación desagradable sólo para volver a ver las vacas. Tan pronto como entré en el granero vi una escena inquietante para la que no estaba preparada. Cada animal estaba encadenado a una barra horizontal suficientemente larga como para permitir un ligero movimiento lateral, pero no podía dar ni siquiera un paso, darse la vuelta o frotar la nariz contra su compañera. Así encadenadas, las vacas eran obligadas a permanecer sobre sus propias heces, que cubrían la totalidad de la parte superior trasera, de la cola a las patas. Mientras trataba de captar los detalles de esa horrible escena me di cuenta de que a mi alrededor sonaban llantos escalofriantes. Todas las vacas hacían un ruido que no eran mugidos, sino una especie de llanto terrible. Hubiera querido acercarme a aquellas amadas criaturas y decirles algo dulce para aliviar su miedo, pero cada vez que avanzaba un paso hacia ellas, aumentaba su agitación. Al final, con el corazón roto, me di cuenta de que no podía consolar de ninguna manera a aquellos hermosos animales; sólo los habría asustado aún más, con el consiguiente agravamiento de su miserable estado. Cuando me volví para salir de la granja vi a un ternero muy pequeño acostado en una caja en un rincón. Era tan pequeño como un perro de tamaño mediano y debía de haber nacido apenas una semana antes. Estaba solo, en una jaula no más grande que una cuna infantil. Tan pronto como intenté acercarme, la criatura se asustó y trató desesperadamente de saltar fuera de la caja. Y de nuevo me di cuenta de que aquel animal tenía demasiado miedo como para que yo pudiera hacer nada para ayudarle. Una vez más, me di la vuelta y salí al frío aire del invierno noruego. Más tarde pensé una y otra vez en la terrible escena, y me afectó mucho la idea de que la madre del becerro, que tenía que estar allí también, no pudiera abrazar a su cría para protegerla y consolarla. Incluso un ser humano como yo, con sentimientos confusos e instintos apagados, tuve el impulso interior de aliviar y cuidar a un bebé que estaba experimentando los primeros días de su vida en este planeta. Me pregunto cómo la madre de aquel ternero aterrorizado no enloqueció a verlo solo en el establo, sin poder acercarse. Pensé que aquella era una pequeña granja noruega, y que aun así sus condiciones me habían aterrorizado; pero ¿cómo serían las condiciones en una de nuestras grandes industrias de ganado de Estados Unidos? Aquella experiencia cambió profundamente mi opinión sobre la leche. Ya no puedo ver leche de blanca pureza. Ya no creo en las vacas felices ocupadas generosamente en ofrecerme su leche. Siempre recuerdo a las esclavas de la leche encadenadas con tanta fuerza que no podían dar un solo paso en ninguna dirección. Recuerdo el duro hormigón al que estaban atadas sus patas desde el nacimiento, lejos de la tierra blanda en la que crece la hierba tierna. La cara de la leche tiene ojos curiosos y sensibles, un hocico amable y una cadena alrededor del cuello. Nunca más mojaré galletas.

Johannes K., abril de 2008

Durante muchos años he sufrido una sinusitis muy fuerte. Era un misterio para el que no eran útiles los fármacos clásicos (antibióticos), ni la terapia de calor, ni las radiaciones, ni el procedimiento con el cual el médico practica un orificio en el hueso para hacer fluir el líquido que normalmente descongestiona la cavidad relacionada con la sinusitis. Tampoco funcionó la homeopatía (que me prescribieron sobre la base sintomática, no sobre la de un remedio acorde con mi constitución).

Hablo de mi adolescencia, cuando consumía alimentos y bebidas típicos de la dieta alemana, muchísimos productos lácteos, caramelos, carne y salchichas, pero, ante todo, queso.

Mi sinusitis parecía destinada a estar presente de por vida. No era nada fácil, ya que todos los meses me veía obligado a permanecer en cama durante varios días. En las épocas más duras y a causa del dolor, no podía realizar ninguna actividad.

Llegué así a los 25 años de edad, cuando mi esposa y yo, con muchas ganas, nos decidimos a empezar una investigación cognitiva y experimental en el campo de la alimentación que sana.

Leímos en un libro que la sinusitis es una enfermedad crónica que por lo general es fácil de resolver, y en poco tiempo, con una dieta macrobiótica. De hecho, cuatro días después, el dolor había desaparecido. Nunca más he tenido una sinusitis así. Bueno, de hecho, cada vez que ingiero cierta cantidad de queso o nata, o bebo leche, etcétera (por ejemplo, en las fiestas navideñas), puedo ver que empieza a hacer acto de aparición, pero como me detengo y opto de nuevo por practicar la dieta macrobiótica, mejoro de inmediato. No es que yo lo haga a niveles extremos, pero cuando sigo de forma continua una dieta estricta, a veces durante un par de semanas (sólo arroz, zanahorias, sésamo, puerros y verduras hervidas), me siento muy enérgico y en un estado espléndido, con una memoria clara, no me canso, y sólo necesito dormir unas pocas horas. Cuando volvía a consumir lácteos tenía una sensación de embriaguez, confusión, inestabilidad emocional y fatiga debida al consumo, síntomas que no tenía cuando eliminaba los productos lácteos durante el tiempo suficiente. Y la necesidad de dormir se duplicaba o triplicaba.

Al principio pensé que el consumo de carne era aún peor que el de productos lácteos, pero tuve que cambiar de opinión. En cambio, comer pescado cada dos días es perfecto para mi organismo.

Estoy hablando de lo que he experimentado en mí mismo, que me ha conducido directamente a la eliminación de la leche. La leche de vaca es peor que la de oveja o la de cabra, y el yogur es menos dañino que la leche pasteurizada.

Y los efectos perjudiciales de estos productos son tolerables sólo si se trata del consumo de pequeñas cantidades, y de manera muy ocasional.

Ideas saludables: leche de almendras, de coco, crema de calabaza, etcétera

Leche de almendras

De: http://veruccia.blogspot.com/2006/04/latte-dimandorla.html

Mensaje enviado el 26 de abril de 2006 a las 17:06 h

Asunto: leche de almendras

Os lo advierto: es muy buena. Probablemente provoca dependencia y casi con toda seguridad engorda (es algo de-

masiado bueno como para no causar efectos secundarios). Me postro a los pies de Miss Vanilla para agradecerle la receta de la leche de almendras, que es la siguiente:
Ingredientes:

- ½ taza de almendras, en remojo durante toda la noche, y después peladas
- 1 ½ taza de agua
- 2 o 3 dátiles
- vainilla

Pasos:

- Mezcla todos los ingredientes.
- Para separar los restos de las almendras de la leche de almendras, pásala a través de un paño. Reserva los restos de las almendras.
- Sirve a temperatura ambiente o fría.
- La leche puede conservarse hasta cuatro días en el frigorífico en un recipiente de vidrio herméticamente cerrado.
- Conserva los restos de las almendras en un recipiente hermético en el congelador durante un máximo de cuatro meses. Se puede utilizar para elaborar galletas, bizcochos o pasteles.

Como no tenía dátiles, usé pasas, y el resultado fue excelente. Para quitar la piel de las almendras (200 g) las herví en agua. Luego dejé un puñado de pasas en remojo en agua tibia durante una hora. Las escurrí, dejando un poco de agua, y luego las colé presionando con una cuchara… En total, usé poco más de medio litro de agua, supongo que por eso el sabor de la almendra es muy evidente. Recuerda un poco a la horchata, pero sin ese sabor dulce que pronto empalaga. El color es blanco... y tiene un aroma celestial...

VERA

Mensaje enviado el 27 de abril de 2006 a las 14:01 h

Asunto: Re: leche de almendras

¡Vera, es deliciosa! Ayer traté de hacer leche de almendras. Me salió un poco más oscura que la tuya, porque creo que puse demasiadas pasas, pero es deliciosa. ¡También le gustó mucho al resto de la familia!

PATA

Mensaje enviado el 30 de abril de 2006 a las 07:12 h

Asunto: Re: leche de almendras

En lugar de vainilla yo le pongo un plátano. Las almendras se pueden poner en remojo durante 48 horas, e incluso más, hasta una semana (el agua debe cambiarse cada dos días). Notaréis, después de haberlas pelado, que las almendras que se han puesto en remojo tanto tiempo germinan ligeramente, lo que las hace más digeribles. En el agua se verá una pequeña fermentación de los brotes, pero podéis conservar el agua del último remojo para añadirla a las almendras en vez de agua normal antes de introducirlas en la batidora. A veces también le añado el agua del remojo de los dátiles.

LORENZO

De: http://forum.promiseland.it/viewforum.php?f=28etopic days=0estart=200

Mensaje enviado el lunes 12 de marzo de 2007 a las 08:46 h

Asunto: Leche, no cruda pero facilísima de hacer.

En la *newsletter* de Karen Knowler de esta semana había una receta de leche de almendras a partir de crema de almendras (que se puede encontrar en las tiendas de productos biológicos), en lugar de tener que poner almendras en remojo, pelarlas, mezclarlo todo y colarlo.

Receta: 500 ml de agua, 1 cucharadita (o cuchara, si se desea) de crema de almendras, 2 dátiles… y luego mezclarlo todo muy bien. Puedes agregar un poco de cacao (mejor crudo), pero sin el cacao ya está muy buena.

Luego, por supuesto, puedes experimentar con la cantidad de agua, o de dátiles, o de crema de almendras a tu gusto.

Birbella

La leche de maca y stevia

Mensaje enviado el lunes 12 de marzo de 2007 a las 11:08 h

Asunto: deliciosa leche de cacao

Con una cucharadita rasa de cacao en polvo crudo y una cucharadita de maca (que es una raíz originaria de América del Sur) disueltas en un vaso de agua se obtiene una leche de cacao deliciosa.

Leí esta receta en Internet por casualidad y me dirigí a la cocina como un rayo… Introduje en la batidora la maca, el cacao, una pizca de stevia y un vaso de agua. ¡Dios mío... mi nuevo desayuno es fantástico! El cacao es un buen sustituto de las bebidas a base de chocolate, y tiene muy buen sabor.

Mi segundo intento fue sólo con una cucharadita de maca y la pizca de stevia, y obtuve una leche muy ligera y sabrosa y casi sin grasa.

Tía Dada

Mensaje enviado el martes 13 de marzo de 2007 a las 11:39 h

Asunto: Re: deliciosa leche de cacao

¿Qué es la maca en polvo? ¡Dadme una dirección! ¿Dónde puedo encontrar el cacao crudo y la stevia? Marca y dirección... Muchas gracias.

Susi

Mensaje enviado el miércoles 14 de marzo de 2007 a las 10:31 h

Asunto: Re: deliciosa leche de cacao

La maca cruda (en nuestra casa nunca falta una cucharadita en los batidos) [...] la compro en www.detoxyourworld.com.

En cuanto a la stevia, [...] se la he pedido a una empresa alemana (www.medherbs.de) y estoy muy contenta con sus productos, que ya había comprado antes en una farmacia en Alemania.

Tía Dada

Mensaje enviado el miércoles 14 de marzo a las 11:52 h

Asunto: Stevia en polvo

Dado que el sitio medherbs.de está sólo en alemán, os adjunto un enlace para encontrar stevia en polvo:

http://www.medherbs.de/shop/product_info.php?products_id=2ecPath=1

No os asustéis por el precio [...] 50 g de stevia duran toda una vida [...] porque es muy fuerte, y se añaden cantidades minúsculas.

Susi

Galletas al horno

Mensaje enviado el miércoles 14 de marzo de 2007 a las 06:18 h

Asunto: Consejos y recetas para los restos de almendra

¡Hice leche de almendras! ¡Es buenísssimaaaaaaa! ¡Pensaba que iba a ser insulsa y tiene un gran sabor! Y ahora, ¿algún consejo o receta para los restos de las almendras?

Tía Dada

Mensaje enviado el miércoles 14 de marzo de 2007 a las 21:06 h

Asunto: Re: Consejos o recetas para los restos de almendra

Miss Vanilla me dio una receta de galletas al horno de aire (¡y la hice ayer!): manzanas, restos de almendras, pasas, canela y... ya está, creo. Esta vez también le he añadido pulpa de naranjas exprimidas y un poco de coco rallado. Están buenísimas.

Elena

Mensaje enviado el miércoles 29 de noviembre de 2006 a las 11:44 h

Asunto: Re: Consejos o recetas para los restos de almendra

Con los restos de las almendras se puede elaborar muchas cosas, especialmente si tienes un horno de aire (véase las recetas de Sara, www.missvanilla.eu).

Una cosa muy fácil: mezcla los restos de almendra, después de tenerlos un tiempo en el frigorífico, junto con pasas, ralladura de vainilla, corteza de naranja, cacao en polvo o algarroba en polvo, extiende la mezcla, córtala en cuadros y congélalos, para cuando apetece tomar algo dulce.

Crema dulce de coco con variaciones

Mensaje enviado el jueves 31 de agosto de 2006 a las 12:25 h

Asunto: Crema dulce de coco con variaciones

Hola a todos. Estoy muy entusiasmada con esta receta que quiero enseñaros (las cantidades son siempre para una ración. No hago más porque de lo contrario me lo comería todo):

- 3 cucharadas de coco rallado
- 1 o 2 dátiles *medjoul* o 1 normal
- 4 o 5 almendras
- 2 dedos de agua

Deja todo en remojo durante 10 minutos y luego mezcla por lo menos durante 1 minuto (dependiendo de la batidora, debe obtenerse una crema densa, no granulada). Sirve con trozos de nectarina o manzana *granny smith*. Ésta es la receta básica. A partir de ahí puedes preparar cualquier cosa. Ejemplo: puedes sustituir las almendras por anacardos, agregar cacao y servirlo con trozos de pera. Otro ejemplo: se puede reemplazar los dátiles por una cucharadita de pasas, agregar un poco de canela y servir con un plátano. Otro ejemplo es agregar un poco de calabaza cruda, o nueces en lugar de las almendras y no añadirle el plátano. Estoy emocionada, está tan rico todo…

LEAH

Mensaje enviado el jueves 31 de agosto de 2006 a las 06:05 h

Asunto: Re: Crema dulce de coco con variaciones

Hola, he probado la receta con coco. ¡Es realmente deliciosa! ¡Y estuve a punto de empacharme!

En lugar de agua puse leche de coco, porque la encontré por casualidad en una tienda de productos biológicos; no tenía dátiles y puse unos pocos anacardos, pero lo probaré con pasas, como dijiste. Por desgracia, mi batidora no es muy buena, así que tuve que pasar el coco por el molinillo de café, y me quedó un poco granuloso. ¿Es normal o depende de la batidora?

TÍA DADA

Mensaje enviado el viernes 01 de septiembre de 2006 a las 09:29 h

Asunto: Re: Crema dulce de coco con variaciones

La granulosidad es parte del encanto de la crema de coco. Aunque se atenúa mucho si se deja en remojo durante mucho tiempo, una hora también está bien. Lo mismo ocurre con los anacardos o las almendras; es preferible dejarlos en remojo toda la noche. También se puede usar leche de almendra en lugar de agua. Las pasas o los dátiles son para endulzar y conseguir una textura homogénea.

LEAH

Helados sin leche

Mensaje enviado el martes 13 de junio de 2006 a las 11:49 h

Asunto: Helados sin leche

¿Qué sabemos de los helados veganos?

Mensaje enviado el martes 13 de junio de 2006 a las 01:19 h

Asunto: Re: Helados sin leche

Si cortas un plátano en rodajas y lo introduces en el congelador te servirá para elaborar un dulcísimo helado de plátano: se pone en la batidora con un poco de agua con varios ingredientes (por ejemplo, con un poco de calabaza y un dátil; o con canela, manzana y ciruela; o con crema de almendras y canela; o con uvas pasas y caquis, etcétera); puedes aromatizarlo también con otro tipo de fruta fresca (esta última mezcla no se congela).

SAURO

Mensaje enviado el viernes 16 de junio de 2006 a las 20:36 h

Asunto: Crema sabrosa

Hice la crema sabrosa que encontré en el blog de Melory: ¡es fantástica! Tengo la tentación de cambiarle el nombre por helado de calabaza estratosférico, y si le dices a alguien que es un helado de leche lo creerá a pies juntillas. Hay que batir un trozo pequeño de calabaza y un dátil. Cuando esté bien mezclado, agrega el plátano del congelador y bate de nuevo hasta obtener una crema dulce. He utilizado dos plátanos y he añadido un poco de agua a la batidora. Melory también dice que pueden añadirse algunas almendras, aunque yo no las he agregado.

LORENZO

Mensaje enviado el viernes 23 de junio de 2006 a las 18:54 h

Asunto: Yogur rojo

Ayer inventé la crema roja. Bate bien una remolacha (se encuentra envasada al vapor), añade un poco de agua, bate un poco más, agrega dos plátanos (del congelador), mezcla durante unos segundos y sirve. Si se diluye con un poco de más agua se le llama yogur rojo: lo he probado y está ¡buenísimo!

LORENZO

Mensaje enviado el lunes 21 de mayo de 2007 a las 14:59 h

Asunto: Re: Helados veganos de arroz o de avena

Deja la avena o el arroz en remojo un rato, escurre y añade nueces, almendras, etcétera y luego bátelo con un poco de agua. Después, agrega fruta, crema de almendras o de avellanas, todo en crudo, introdúcelo en el congelador y remueve de vez en cuando hasta que adquiera una textura idónea. ¡Es delicioso!

Aparato para preparar leche vegetal

Mensaje enviado el sábado 25 de noviembre de 2006 a las 09:08 h

Asunto: Aparato para preparar leche vegetal

Hace poco me he comprado un Yaoh, un aparato para elaborar leche vegana con semillas de cáñamo, almendras y otras semillas. Me pregunto si también se puede usar para preparar leche de arroz o de soja, y cómo se utiliza en estos casos. ¿Quizá poniendo el arroz o la soja en remojo? ¿Durante cuánto tiempo?

Doni

Mensaje enviado el sábado 25 de noviembre de 2006 a las 12:21 h

Asunto: Re: Aparato para preparar leche vegetal

El Yaoh tiene un recipiente medidor que se llena con las semillas que se emplean para elaborar la leche (aproximadamente 100 g de semillas). Puedes poner las semillas en remojo, y, de hecho, al hacerlo, la leche resulta más cremosa y las enzimas de las semillas se activan. Un remojo ideal se sitúa entre 6 y 12 horas. Una vez que las semillas están listas, se llena la máquina con agua fría. Debe haber un mínimo y un máximo, que puedes elegir en función de la consistencia que prefieras para la leche. No se debe utilizar agua caliente. Conecta la máquina y pulsa el botón MODE dos veces (debe aparecer el número 2). Sonará un «bip», y luego empezará a moler las semillas: 4 ciclos de 15 segundos de molienda. Al final, sonará una alarma y mostrará el número 0, lo que indica que la leche esta lista.

Si pulsas varias veces el botón MODE puedes elegir más programas de molienda. Probablemente para la leche de arroz se necesite un programa más largo. La leche de arroz y de soja deben hervirse después, y también puedes aromatizarlas. En cambio, las de almendra, sésamo o cáñamo están listas para consumirse.

SARAH www.missvanilla.eu

Mensaje enviado el sábado 25 de noviembre de 2006 a las 16:50 h

Asunto: Re: Aparato para preparar leche vegetal

Leí una recensión de Mike Nash, autor de *Raw Perfecction*,[20] sobre el Yaoh, el aparato para hacer leche vegetal: «Es posible que se trate del mejor aparato de cocina que he tenido, fácil de limpiar y de usar y simple; además, bastan unas pocas semillas de cáñamo para hacer una leche de cáñamo fantástica.

LORENZO

20. «Perfección cruda». *(N. del T.)*

Mensaje enviado el martes 28 de noviembre de 2006 a las 11:47 h.

Asunto: Re: Aparato para preparar leche vegetal

Por favor, decidme dónde habéis comprado el aparato para hacer leche vegetal. Si lo encuentro me lo regalaré por Navidad.

SUSI

Mensaje enviado el martes 28 de noviembre de 2006 a las 11:52 h

Asunto: Re: Aparato para preparar leche vegetal

Comprado en Italia en el sitio web de Miss Vanilla: www.missvanilla.eu

Leche de coco

Mensaje enviado el martes 12 de diciembre de 2006 a las 08:02 h

Asunto: Leche de coco

Los ingredientes de la leche de coco son:

- algunos trozos de coco
- ½ taza de agua
- 1 plátano
- una poco de piña natural (opcional)

Primero, pon el coco y el agua en la batidora para obtener una consistencia fina. El producto final se puede colar si se desea una textura fina. Luego se añaden unas cuantas rodajas de plátano (congelado) y la piña natural, y se bate todo de nuevo hasta conseguir la consistencia deseada.

LORENZO

Capuccino alternativo

Mensaje enviado el viernes 15 de diciembre de 2006 a las 17:31 h

Asunto: Capuccino alternativo

Los ingredientes del capuccino alternativo son:

- 1 vaso de leche de arroz (o de soja)
- 2 dátiles
- 3 nueces de macadamia
- unas cuantas pasas

Añade a la leche de arroz (aunque también se puede utilizar leche de soja o agua) los 2 dátiles, las 3 nueces de macadamia y las pasas. Deja reposar una hora, y después bate todo. ¡Tiene la misma consistencia que un capuccino y un excelente sabor! Además, aporta mucha energía. Para una versión crudista, sustituye la leche de arroz por agua y plátano.

ELENA

Mayonesa sin leche ni huevos

Ingredientes para 15 personas:

- 1 litro de leche de soja
- 2 cucharaditas de sal
- 2 litros de aceite de girasol

- 2 cucharaditas de vinagre (también se puede usar vinagre de sidra)
- 1 cucharadita de miel
- 1 cucharadita de mostaza en polvo

Preparación:

Pon todos los ingredientes, excepto el aceite, en la batidora. Después, ve añadiendo el aceite muy lentamente y bate hasta que adquiera la consistencia adecuada. Cuanto mas potente sea la batidora, mejor será el resultado.

Las recetas siguientes son de Teresa Tranfaglia, y pertenecen al libro *Celíachia, intolleranze, allergie alimentari*[21] (2003).

Pastel de mijo

Ingredientes para 6 personas:

- 2 tazas de mijo
- 6 tazas de agua
- sal marina
- 2 cucharadas de mantequilla de sésamo (*tahini*)
- 4 cucharadas de pasas
- vainilla natural
- canela
- ralladura de limón
- 4 cucharadas de sirope de arroz
- 1 kg de manzanas

21. «Celiaquía, intolerancias y alergias alimentarias». *(N. del T.)*

Lava el mijo y hiérvelo en el agua con la sal, las pasas y la ralladura de limón. Cuando esté cocido, agrega la mantequilla de sésamo y mezcla bien. Mientras tanto, pela las manzanas, quítales las semillas y córtalas en rodajas. Mezcla con el sirope de malta, la canela, y la vainilla. Rellena una bandeja de horno engrasada con margarina vegetal con la mitad del mijo, cubre con las manzanas y luego agrega el mijo restante. Hornea a 250 °C durante 40 minutos.

Crema de soja

Los intolerantes al gluten no pueden beneficiarse de la nata de soja biológica (que se compra en las tiendas de macrobiótica), porque contiene trigo. Probad la siguiente receta: además de no contener gluten es muy sabrosa y fácil de preparar.

Ingredientes para 5 personas:

- 250 g de tofu hervido al vapor durante 15 minutos
- 2 cucharadas de sirope de arroz
- 6 cucharadas de aceite de girasol
- 1 pizca de sal
- vainilla natural
- ½ taza de leche de soja natural

Bate todos los ingredientes hasta que la mezcla tenga una textura cremosa. Introduce la nata obtenida en la nevera y resérvala hasta el momento de servir. Es muy buena para pasteles, bizcochos, helados y crêpes.

Crêpe de copos de arroz

Ingredientes para 4-6 personas:

- 300 g de copos de arroz
- 2 manzanas
- 3 cucharadas de amaranto en grano cocido
- un poco de canela
- 2 cucharadas de miel de acacia
- 500 ml de leche de arroz
- 2 cucharadas de pasas
- 1 cucharada de semillas de girasol
- 3 cucharadas de sirope de arroz
- una pizca de sal

Rocía con la leche de arroz caliente los copos de arroz lo suficiente como para conseguir una mezcla suave pero compacta y deja en remojo durante unas cuantas horas. Añade a la preparación las manzanas picadas, el amaranto, la miel, las pasas, la cucharada de semillas de girasol y la canela. Mezcla bien y agrega, si es necesario, un poco más de leche de arroz. Ponlo en una sartén con una cucharada de aceite y cocina la torta como si se tratara de una crêpe, girándola para que se cueza por los dos lados. Colócala en una fuente y vierte sirope de arroz al gusto.

Galletas de arroz

Ingredientes para 3-4 personas:

- 150 g de arroz integral bien molido

- 50 g de almendras molidas
- 50 g de margarina vegetal biológica
- 2 cucharadas de miel
- 5 cucharadas de nata de soja (casera o comercial).
- jengibre
- sal
- corteza de limón
- vainilla natural en polvo.

Bate la margarina con la miel, agrega los demás ingredientes, mezcla, amasa y enrolla. Dejar reposar 30 minutos en el frigorífico. Corta las galletas con un grosor de medio centímetro. Colócalas en una bandeja forrada con papel de hornear e introdúcelas en el horno de 15 a 20 minutos a 150-200 °C.

Helados

El helado que propongo está pensado específicamente para aquellos que son intolerantes al gluten y a las proteínas de leche de vaca. Los ingredientes que se emplean son en su mayoría productos biológicos. El helado presentado, además de no contener gluten, ni leche de vaca o derivados, no contiene azúcar refinado, ni azúcares *light*. A menudo uso sirope de malta y de maíz, porque creo que son alimentos excelentes. Los que prefieran emplear otros edulcorantes pueden elegir entre: caña de azúcar sin refinar, jarabe de arce, zumo de agave, miel ecológica o fructosa. La margarina que utilizo es de girasol, ecológica y no hidrogenada.

La leche de la receta que propongo es de soja sin gluten, así que los que tengan intolerancia o alergia a este alimento pueden sustituirla por leche de arroz sin gluten o, si no tienen intolerancia al gluten, por leche de avena.

Las personas que estén seguras de que sólo tienen intolerancia a la leche de vaca (y no son celíacos) pueden añadir a los ingredientes para la preparación del helado nata de soja ecológica, que se compra en las tiendas de productos macrobióticos, completamente prohibida para los celíacos, ya que contiene almidón de trigo, es decir, gluten.

Helado de plátano

Ingredientes para 8 personas:

- 5 plátanos maduros
- 1 o 2 tazas de crema de arroz[22]
- 600 ml de leche de soja
- 100 ml de zumo de agave
- 50 g de margarina vegetal ecológica
- unos cuantos gajos de mandarina para decorar

Pela los plátanos, córtalos en rodajas y ponlos en la batidora con 300 ml de leche de soja, la crema de arroz, el aga-

22. La crema de arroz, uno de los ingredientes del helado de Teresa Tranfaglia, se elabora poniendo en una cacerola 7 tazas de agua por cada taza de arroz integral ecológico. Se hierve durante una hora y media a fuego muy bajo. Con ello, se obtiene la leche de arroz y un residuo que puede usarse como crema de arroz para nuestros helados.

ve y la margarina. Bate hasta obtener una crema finísima. Poco a poco, ve agregando el resto de la leche y sigue batiendo hasta obtener una consistencia homogénea. Vierte la preparación en la heladora que el helado esté listo. Sirve en copas de helado decoradas con gajos de mandarina.

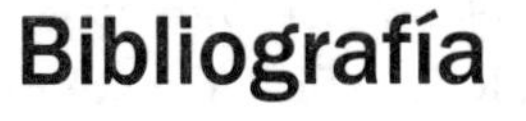

Bibliografía

Capítulo 1

Estudios comparativos de los efectos de la leche pasteurizada y de la leche cruda

BRYANT, C. P., «The Truth about Pasteurized Milk», *Nat. Nutrition League*, 1950.

CATEL, W., «Influence of Raw and Autoclaved Milk on Growth and Metabolism», *Montsschr. E Kinderheilk*, 1932.

COHEN, C. H. y RUELLE, G., «Plea in Favor of Raw Milk», *Rev. Franc, de Pediat*, 1932.

COLYER, E., *Variations and Diseases of the Teeth of Animals*, John Bale, Sons & Danielsson, 1936.

FINK, H. y SCHLIE, I., «Skimmed Milk Acquires the Property of Producing Liver Necrosis during the Drying Process», Inst., Garungswiss, 1955.

FISHER, R. A. y BARTLETT, S., «Pasteurized and Raw Milk», *Nature*, 1931.

Isaachsen, H., «Effect of Pasteurization and Sterilization on the Chemistry and Biology of Milk», *Norsk Veterinaer-tidsskr.*, 1932.

Kirkpatrick, G., «Raw Milk Versus Pasteurized Milk», *Nat. Nutrition League,* 1950.

Kitchin, E. C. y McFarland, R. D., «Does Pasteurized Milk Cause Variation from Normal in the Crystal Structure of Enamel Formed During the Period of Use of Such Milk», *J. Dent. Res.*, 1933.

Krauss, W. E., Erb, J. R. y Washburn, R. G., «The Effect of Pasteurization on Some of the Nutritive Properties of Milk», *Ohio Agric. Exper. Sta. Bull.*, 1933.

Mattick, E. y Golding, J., «Relative Value of Raw and Heated Milk in Nutrition», *The Lancet*, 1931.

McCandlish, A. C. y Black, A. M., «Pasteurized Milk for Calves», *Scottish Farmer and Farming World and Household*, 1932.

Pottenger, F. M., «Pottenger's Cats: A Study in Nutrition», *Price-Pottenger Foundation*, 1959.

—: «The Effect of Heat-Processed Foods and Metabolized Vitamin D Milk on the Dentofacial Structures of Experimental Animals», *Am. J. of Orthodontics and Oral Surg.*, 1946.

Pottenger, F. M. y Simonsen, D. G., «Deficient Calcification Produced by Diet: Experimental and Clinical Considerations», *Transactions Am. Ther. So.*, 1939.

Price, W.: «Nutrition and physical degeneration», http://www.price-pottenger.org.

Sprawson, E.: «Preliminary Investigation of the Influence of Raw Milk on Teeth and Lymphoid Tissue», *Proc. Roy. Soc. Med.*, 1932.

—: *Raw Milk and Sound Teeth, Pub. Health*, 1934.

Van Wagtendonk, W. J. y Wulzen, R., «Dietary Factor Essential for Guinea Pigs: Isolation from Raw Cream», *Arch. Biochem.*, 1943.

Wilson, G. S. y Cowell, M. E., «Comparison of the Nutritive Value of Raw and Pasteurized Milk for Mice», *J. Soc. Chem. Indust.*, 1933.

Los grandes consumidores de lácteos tienen alterada la permeabilidad intestinal

ARVOLA, T., «Increased in vitro intestinal permeability in suckling rats exposed to cow milk during lactation», *J. Pediatr Gastroenterol Nutr.*, abril, 1993.

CUMMINGS, J. H., «A review: the control and consequences of bacterial fermentation in the human colon», *J. Appl. Bacteriol.*, 1991.

DARMON, N., «Sensitization to cow's milk proteins during refeeding of guinea pigs recovering from polydeficient malnutrition», *Pediatr. Res.*, diciembre, 1998.

DUFFY, L. C., «Interactions mediating bacterial translocation in the immature intestine», *J. Nutr.*, febrero, 2000.

DVORAK, B., «Artificial formula induces precocious maturation of the small intestine of artificially reared suckling rats», *J. Pediatr. Gastroenterol. Nutr.*, agosto, 2000.

GO, L. «Quantitative and morphologic analysis of bacterial translocation in neonates», *Arch. Surg.*, noviembre, 1994.

GOTTELAND, M., «Effect of cow's milk protein absorption on the anaphylactic and systemic immune responses of young rabbits during bacterial diarrhoea», *Int. Arch. Allergy Immunol.*, 1992.

HEYMAN, M., «Effect of oral or parenteral sensitization to cow's milk on mucosal permeability in guinea pigs», *Int. Arch. Allergy Appl. Immunol.*, 1990.

HOST, A., «Cow's milk protein allergy and intolerance in infancy. Some clinical, epidemiological and immunological aspects», *Pediatr. Allergy Immunol.*, 1994.

IYNGKARAN, N., «Acquired carbohydrate intolerance and cow milk protein-sensitive enteropathy in young infants», *J. Pediatr.*, septiembre, 1979.

—: «Severity and extent of upper small bowel mucosal damage in cow's milk protein-sensitive enteropathy», *J. Pediatr Gastroenterol Nutr.*, septiembre-octubre, 1988.

—: «Causative effect of cow's milk protein and soy protein on progressive small bowel mucosal damage», *J. Gastroenterol. Hepatol.*, marzo-abril, 1989.

—: «Mucosal enterokinase activity in cow's milk protein sensitive enteropathy», *Singapore Med. J.*, agosto, 1995.

Jalonen, T., «Identical intestinal permeability changes in children with different clinical manifestations of cow's milk allergy», *J. Allergy Clin. Immunol.*, noviembre, 1991.

Kalach, N., «Intestinal permeability in children: variation with age and reliability in the diagnosis of cow's milk allergy», *Acta Paediatr.*, mayo, 2001.

Kodama, T., «Milk protein permeability of the infantile intestine from the aspect of antibody reaction», *Acta Paediatr. Jpn.*, diciembre, 1966.

Meddings, J. B., «Increased gastrointestinal permeability is an early lesion in the spontaneously diabetic BB rat», *Am. J. Physiol.*, abril, 1999.

Pessi, T., «Probiotics Reinforce Mucosal Degradation of Antigens in Rats: Implications for Therapeutic Use of Probiotics», *The Journal of Nutrition*, diciembre, 1998.

Shiner, M., «Intestinal biopsy in the diagnosis of cow's milk protein intolerance without acute symptoms», *The Lancet,* noviembre, 1975.

Terpend, K., «Intestinal barrier function and cow's milk sensitization in guinea pigs fed milk or fermented milk», *J. Pediatr. Gastroenterol. Nutr.*, febrero, 1999.

Theodorou, V., «Protective action of diosmectite treatment on digestive disturbances induced by intestinal anaphylaxis in the guinea-pig», *Aliment. Pharmacol. Ther.*, junio, 1994.

Teichberg, S., «Development of the neonatal rat small intestinal barrier to nonspecific macromolecular absorption: Effect of early weaning to artificial diets», *Pediatr. Res*, 1990.

Troncone, R., «Increased intestinal sugar permeability after challenge in children with cow's milk allergy or intolerance», *Allergy*, marzo, 1994.

VITORIA, J. C., «Cow's milk protein-sensitive enteropathy. Clinical and histological results of the cow's milk provocation test», Helv. Paediatr. *Acta*, septiembre, 1979.
WALKER-SMITH, J., «Cows' milk-sensitive enteropathy», *Arch. Dis. Child.*, mayo, 1978.
WEAVER, L. T., «Upper intestinal mucosal proliferation in the newborn guinea pig: effect of composition of milk feeds», *Pediatr. Res.*, diciembre, 1987.
—: «Milk feeding and changes in intestinal permeability and morphology in the newborn», *J. Pediatr. Gastroenterol. Nutr.*, mayo-junio, 1987.

Trastornos comportamentales producidos por la caseomorfina (interferencias múltiples en los receptores opioides)

CADE, R., «A Peptide Found in Schizophrenia and Autism Causes Behavioral Changes in Rats», *Journal of Autism*, marzo, 1999.
—: «Autism and schizophrenia: intestinal disfunctions», *Nutritional Neuroscience*, 1999.
DEMAS, A., *Food is Elementary: A Hands-on Curriculum for Young Students*, Cornell University, 1999.
DOHAN, F., «Cereals and Schizophrenia - data and hypothesis», *Acta Psychiatrica Scand.*, 1966.
—: «More on coeliac disease as a model of schizophrenia», *Biological Psychiatry*, 1983.
—: «Relapsed schizophrenics: earlier discharge from the hospital after cereal-free, milk-free diet», *American Journal of Psychiatry*, 1973.
GILLBERG, C., «The role of endogenous opioids in autism and possible relationships to clinical features», en Wing, L. (ed.) *Aspects of Autism: Biological Research*. Gaskell, 1988.
—: «Endogenous opioids and opiate antagonists in autism: brief review of empirical findings and implications for clinicians», *Dev. Med. Child Neurol.*, marzo, 1995.

KNIVSBERG, A. M., «Dietary intervention in autistic syndromes», *Developmental Brain Dysfunction*, 1990.
—: «Autistic syndromes and diet: a follow-up study», *Scand. J. Educat. Res.*, 1995.
LUCARELLI, S., «Food Allergy and infantile autism», *Panminerva Medica*, 1995.
MILLS, M. J., «Rapid Analysis of low levels of indolyl-3-acryloylglycine in human urine by high-performance liquid chromatography», *Journal of Chromatography*, 1998.
MONTINARI, M. G., «Bovine Gangliosides Treatment in the Physiopathology of Obstinate Constipation and Encopresis in Children», *Medit. J. Surg. Med.*, 1995.
—: *Autismo*, Macro Ed., abril, 2002.
—: «Patologie autoimmunitarie HLA correlate. Impiego dei chinoni in terapia», *Aggiornamenti di Medicina Integrata,* 1998.
O'BANION, D., «Disruptive behavior: a dietary approach», *J. Autism*, 1978.
OZONOFF, S., «Executive function abilities in autism and Tourette syndrome: an information processing approach», *J. Child Psychol. Psychiatry*, septiembre, 1994.
PANKSEPP, J., «A neurochemical theory of autism», *Trends in NeuroScience*, 1979.
PEDERSEN, O. S., «Serotonin uptake stimulating peptide found in plasma of normal individuals and in some autistic urines», *J. Pept. Res.*, junio, 1999.
REICHELT, K. L., «Biologically active peptide-containing fractions in schizophrenia and childhood autism», en: Martin J. B., Reichlin, S., Bick, K. L. (eds.). *Neurosecretion and Brain Peptides*, 1981.
REICHELT, L. L., «Probable Etiology and Possible Treatment of Childhood Autism», *Developmental Brain Dysfunction*, 1991.
RISEBRO, B., «Gluten-free diet in infantile autism», *Tidsskr Nor Laegeforen*, junio, 1991.
SAHLEY, T. L., «Brain opioids and autism: an updated analysis of possible linkages», *J. Autism Dev. Disord.*, junio, 1987.

SANDYK, R., «Infantile autism: a dysfunction of the opioids?», *Med. Hypotheses*, enero, 1986.

SHATTOCK, P., «Role of neuropeptides in autism and their relationships with classical neurotransmitters», *Developmental Brain Dysfunction*, 1990.

—: «Proteins, peptides and autism Part 2: implications for the education and care of people with autism», *Developmental Brain Dysfunction*, 1991.

—: «Autism as a metabolic disorder/Guidelines for the implementation of a gluten and/or casein free diet with people with autism or associated spectrum disorders», *Autism Research Unit*, 1998.

—: «Proceedings», *Autism Research Unit*, University of Sunderland.

SHAW, W., «Biological Treatments for Autism and PDD», Pfeiffer Institute, 1998.

WARING, R. H., «Biochemical parameters in autistic children», *Developmental Brain Dysfunction*, 1997.

WHITELEY, P., «Clinical features associated with autism: Observations of symptoms outside the diagnostic boundaries of autistic spectrum disorders», *Autism*, 1998.

WILLIAMS, K., «Proteins, Peptides and Autism: Part 1. Urinary Protein Patterns in Autism as revealed by Sodium Dodecyl Sulphate-Polyacrylamide Gel Electrophoresis and Silver Staining», *Developmental Brain Dysfunction*, 1991.

Es necesario evaluar la contribución de los lácteos en los casos de depresión

LEDOCHOWSKI, M., «Lactose malabsorption is associated with early signs of mental depression in females: a preliminary report», *Dig. Dis. Sci.*, noviembre, 1998.

El transtorno del sueño se agrava notablemente con el consumo de lácteos

HANNINEN, O., «Vegan diet in physiological health promotion», *Acta Physiol. Hung.*, 1999.

KAHN, A., «Insomnia and cow's milk allergy in infants», *Pediatrics*, diciembre, 1985.

—: «Difficulty in initiating and maintaining sleep associated with cow's milk allergy in infants», *Sleep*, abril, 1987.

—: «Sleep characteristics in milk-intolerant infants», *Sleep*, junio, 1988.

—: «Milk intolerance in children with persistent sleeplessness: a prospective double-blind crossover evaluation», *Pediatrics*, octubre, 1989.

KAPLAN, B. J., «Dietary replacement in preschool-aged hyperactive boys», *Pediatrics*, enero, 1989.

LECKS, H. I., «Insomnia and cow's milk allergy in infants», *Pediatrics*, agosto, 1986.

La epilepsia mejora al no tomar lácteos

FAVOINO, B. y MONTINARI, M. G., «Antigeni HLA e patologie postvaccinali del SNC», Atti del IV congresso nazionale Ass. It. di Immungenetica e Biologia dei Trapianti, Cagliari, octubre, 1997.

FREDIANI, T., «Allergy and childhood epilepsy: a close relationship?», *Acta Neurol. Scand.*, diciembre, 2001.

JAKOBSSON, I. «Unusual presentation of adverse reactions to cow's milk proteins», *Klin. Padiatr.*, julio, 1985.

LAURENTACI, G. y MONTINARI, M. G., «Immunogenetic and Autoimmunity in Convulsive Syndromes of Infancy and Adolescence», *MJSM* , n.° 3, 1994.

MONTINARI, M. G., «La inmunogenética en el diagnóstico de las enfermedades postvacunales del SNC», *Natura Medicatrix,* n.° 46-47, 1997.

Pelliccia, A., «Partial cryptogenetic epilepsy and food allergy/intolerance. A causal or a chance relationship? Reflections on three clinical cases», *Minerva Pediatr.*, mayo, 1999.

Reichelt, K., *The Journal of Applied Nutrition*, vol. 42, n.º 1, 1990.

—: «The possible role of peptides derived from food proteins in diseases of the nervous system. Epilepsy and other neurological disorders in coeliac disease», 1997.

Uhlig, T., «Mappatura topografica dell'attività elettrica cerebrale in bambini con sindrome di deficit attentivo ed iperattività indotta da cibo», *Eur. J. Pediatr.*, julio, 1997.

Capítulo 2

La diarrea crónica no es más que una enteropatía de leche de vaca

Hill, S. M., «Cows' milk sensitive enteropathy in cystic fibrosis», *Arch. Dis. Child*, septiembre, 1989.

Kuitunen, P., «Intestinal cow's milk allergy», *Klin. Padiatr.*, julio, 1985.

Poley, J., «Disaccharidase deficiency in infants with cow's milk protein intolerance. Response to treatment», *Digestion*, 1978.

Savilahti, E., «Food-induced malabsorption syndromes», *J. Pediatr. Gastroenterol. Nutr.*, 2000.

Stern, M., «Small intestinal mucosa in coeliac disease and cow's milk protein intolerance: morphometric and immunofluorescent studies», *Eur. J. Pediatr.*, octubre, 1982.

Verkasalo, M., «Changing pattern of cow's milk intolerance. An analysis of the occurrence and clinical course in the 60s and mid-70s.», *Acta Paediatr. Scand.*, 1981.

El bebé amamantado reacciona a las proteínas de la leche de vaca consumida por la madre

AXELSSON, I., «Bovine beta-lactoglobulin in the human milk. A longitudinal study during the whole lactation period», *Acta Paediatr. Scand.*, septiembre, 1986.

BARAU, E., «Allergy to cow's milk proteins in mother's milk or in hydrolyzed cow's milk infant formulas as assessed by intestinal permeability measurements», *Allergy*, abril, 1994.

CHONG, S. K., «Prospective study of colitis in infancy and early childhood», *J. Pediatr. Gastroenterol. Nutr.*, mayo-junio, 1986.

DE BOISSIEU, D., «Allergy to nondairy proteins in mother's milk as assessed by intestinal permeability tests», *Allergy*, diciembre, 1994.

—: «Multiple food allergy: a possible diagnosis in breastfed infants», *Acta Paediatr.*, octubre, 1997.

EVANS, R. W., «Maternal diet and infantile colic in breast-fed infants», *The Lancet*, junio, 1981.

FEITERNA-SPERLING, C., «A case of cow's milk allergy in the neonatal period--evidence for intrauterine sensitization?», *Pediatr. Allergy Immunol.*, agosto, 1997.

HARIKUL, S., «Cow milk protein allergy during the first year of life: a 12 year experience at the children's hospital, Bangkok», *Asian Pac. J. Allergy Immunol.*, diciembre, 1995.

JAKOBSSON, I., «Cow's milk as a cause of infantile colic in breast-fed infants», *The Lancet*, agosto, 1978.

—: «Cow's milk proteins cause infantile colic in breast-fed infants: a double-blind crossover study», *Pediatrics*, febrero, 1983.

—: «Dietary bovine beta-lactoglobulin is transferred to human milk», *Acta Paediatr. Scand.*, mayo, 1985.

JARVINEN, K. M., «Cow's milk challenge through human milk evokes immune responses in infants with cow's milk allergy», *J. Pediatr.*, octubre, 1999.

JENKINS, G. H., «Milk-drinking mothers with colicky babies», *The Lancet*, agosto, 1981.

La urticaria se agrava notablemente con el consumo de lácteos

ANDERSON, J. A., «Milk, eggs and peanuts: food allergies in children», *Am. Fam. Physician*, octubre, 1997.

ANDRE, C., «Effect of allergen ingestion challenge with and without cromoglycate cover on intestinal permeability in atopic dermatitis, urticaria and other symptoms of food allergy», *Allergy*, 1989.

ATHERTON, D. J., «Diagnosis and management of skin disorders caused by food allergy», *Ann. Allergy*, diciembre, 1984.

CIPRANDI, G., «Pirenzepine treatment in urticaria-angioedema syndrome caused by adverse reactions to foods», *Allergol. Immunopathol.*, julio, 1989.

DROUET, M., «Chronic urticaria caused by cow's milk allergy: immediate or delayed allergy?», *Allerg. Immunol.*, marzo, 1999.

«Acute or chronic food allergy: adapted therapeutic and diagnostic procedure», *Allerg. Immunol.*, julio, 1997.

EIGENMANN, P. A., «The mucosal adhesion receptor alpha4beta7 integrin is selectively increased in lymphocytes stimulated with beta-lactoglobulin in children allergic to cow's milk», *J. Allergy Clin. Immunol.*, mayo, 1999.

FERGUSON, A., «Definitions and diagnosis of food intolerance and food allergy: consensus and controversy», *J. Pediatr.*, noviembre, 1992.

FIRER, M. A., «Humoral immune response to cow's milk in children with cow's milk allergy. Relationship to the time of clinical response to cow's milk challenge», *Int. Arch. Allergy. Appl. Immunol.*, 1987.

FOUCARD, T., «Development of food allergies with special reference to cow's milk allergy», *Pediatrics*, enero, 1985.

GUILLET, M. H. [Food urticaria in children. Review of 51 cases], *Allerg. Immunol.*, octubre, 1993.

HEINE, R. G., «Cow's milk allergy in infancy», *Curr. Opin. Allergy Clin. Immunol.*, junio, 2002.

HILL, D. J., «Natural history of cows' milk allergy in children: immunological outcome over 2 years», *Clin. Exp. Allergy*, febrero, 1993.
—: «Recovery from milk allergy in early childhood: antibody studies», *J. Pediatr.*, mayo, 1989.
—: «Clinical manifestations of cows' milk allergy in childhood. II. The diagnostic value of skin tests and RAST», *Clin. Allergy*, septiembre, 1988.
—: «Manifestations of milk allergy in infancy: clinical and immunologic findings», *J. Pediatr.*, agosto, 1986.
ISOLAURI, E., «Local immune response measured in blood lymphocytes reflects the clinical reactivity of children with cow's milk allergy», *Pediatr. Res.*, diciembre, 1990.
—: «Combined skin prick and patch testing enhances identification of food allergy in infants with atopic dermatitis», *J. Allergy. Clin. Immunol.*, enero, 1996.
JARVINEN, K. M., «Large number of CD19+/CD23+ B cells and small number of CD8+ T cells as early markers for cow's milk allergy (CMA)», *Pediatr. Allergy Immunol.*, agosto, 1998.
KOERS, W. J., «Cow's milk allergy in an adult patient», *Ann. Allergy*, marzo, 1986.
KOYA, N., «The study of allergic children under one-year old. The degree of influence on allergic factors to atopic dermatitis by multiple factor analysi», *Arerugi*, abril, 1990.

El asma se agrava notablemente con el consumo de lácteos

AAS, K., «The diagnosis of hypersensitivity to ingested foods. Reliability of skin prick testing and the radioallergosorbent test with different materials», *Clin. Allergy*, enero, 1978.
ARAI, Y., «Food and food additives hypersensitivity in adult asthmatics. I. Skin scratch test with food allergens and food challenge in adult asthmatics», *Arerugi*, julio, 1998.

Baena-Cagnani, C. E., «Role of food allergy in asthma in childhood», *Curr. Opin. Allergy Clin. Immunol.*, abril, 2001.

Buisseret, P. D., «Common manifestations of cow's milk allergy in children», *The Lancet*, febrero, 1978.

Burr, M. L., «The development of allergy in high-risk children», *Clin. Exp. Allergy*, noviembre, 1997.

Businco, L., «A child with atopic features, raised serum IgE, and recurrent infection treated with levamisole», *Arch. Dis. Child*, enero, 1981.

—: «Predictive value of cord blood IgE levels in 'at-risk' newborn babies and influence of type of feeding», *Clin. Allergy*, noviembre, 1983.

—: «Food allergy and asthma», *Pediatr. Pulmonol.*, 1995.

—: «From atopic dermatitis to asthma», *Minerva Pediatr.*, octubre, 1997.

—: «Is prevention of food allergy worthwhile?», *J. Investig. Allergol. Clin. Immunol.*, septiembre-octubre, 1993.

Cantani, A., «Prediction and prevention of allergic disease in at risk children», *Eur. Rev. Med. Pharmacol. Sci.*, mayo, 1998.

Chandra, R. K., «Five-year follow-up of high-risk infants with family history of allergy who were exclusively breast-fed or fed partial whey hydrolysate, soy, and conventional cow's milk formulas», *J. Pediatr. Gastroenterol. Nutr.*, abril, 1997.

Ford, R. P., «Cow's milk hypersensitivity: immediate and delayed onset clinical patterns», *Arch. Dis. Child.*, noviembre, 1983.

Forget, P., «Immunoglobulin E in small intestinal mucosa; a quantitative analysis», *Tijdschr. Kindergeneeskd*, abril, 1985.

Fourrier, E., «False intrinsic asthma of infancy», *Allerg. Immunol.*, febrero, 1989.

Fruchter, L., «Recurrent mucoid impaction in an asthmatic infant with cow's milk protein allergy», *Ann. Allergy*, mayo, 1982.

Gavani, U. D., «Hypersensitivity to milk and egg white. Skin tests, rast results and clinical intolerance», *Ann. Allergy*, mayo, 1978.

Gerrard, J. W., «Cow's milk allergy: prevalence and manifestations in an unselected series of newborns», *Acta Paediatr. Scand.*, 1973.

Heiner, D. C., «Respiratory diseases and food allergy», *Ann. Allergy*, diciembre, 1984.

Henry, R. L., «What do health care professionals know about childhood asthma?», *J. Paediatr. Child Health*, febrero, 1993.

Hill, D. J., «Cow milk allergy within the spectrum of atopic disorders», *Clin. Exp. Allergy*, diciembre, 1994.

—: «The cow milk allergy complex: overlapping disease profiles in infancy», *Eur. J. Clin. Nutr.*, septiembre, 1995.

Hofer, M. F. «The child, his mother and allergies», Rev. *Med. Suisse Romande*, agosto, 1999.

Iwasaki, E., «Classification of allergens by positive percentage agreement and cluster analysis based on specific IgE antibodies in asthmatic children», *Arerugi*, octubre, 1992.

Kaufman, H. S., «Prevention of asthma», *Clin. Allergy*, noviembre, 1981.

Khoo, J., «Pattern of sensitization to common environmental allergens amongst atopic Singapore children in the first 3 years of life», *Asian Pac. J. Allergy Immunol.*, diciembre, 2001.

Koers, W. J., «Cow's milk allergy in an adult patient», *Ann. Allergy*, marzo, 1986.

Kondo, N., «Proliferative responses of lymphocytes to food antigens are useful for detection of allergens in nonimmediate types of food allergy», *J. Investig. Allergol. Clin. Immunol.*, marzo, 1997.

Lemoh, J. N., «Lactobezoar and cows' milk protein intolerance», *Arch. Dis. Child*, febrero, 1980.

Lessof, M. H., «Food allergy and intolerance in 100 patients local and systemic effects», *Q. J. Med.*, 1980.

Mallet, E., «Long-term prevention of allergic diseases by using protein hydrolysate formula in at-risk infants», *J. Pediatr.*, noviembre, 1992.

Mancini, S., «Food allergy: comparison of diagnostic techniques», *Minerva Pediatr.*, mayo, 1995.

MEDINA, R. R., «Evaluation of the RAST in the diagnosis of children with food allergy», *Rev. Alerg. Mex.*, enero, 1996.

NGUYEN, M. T., «Effect of cow milk on pulmonary function in atopic asthmatic patients», *Ann. Allergy Asthma Immunol.*, julio, 1997.

NOVEMBRE, E., «Milk allergy/intolerance and atopic dermatitis in infancy and childhood», *Allergy*, 2001.

OEHLING, A., «Importance of food allergy in childhood asthma», *Allergol. Immunopathol.*, 1981.

OLALDE, S., «Allergy to cow's milk with onset in adult life», *Ann. Allergy*, marzo, 1989.

OSVATH, P., «Incidence of allergy to cow milk in children from families with a history of milk allergy and asthma», *Orv. Hetil.*, octubre, 1973.

PAGANELLI, R., «Cow's milk hypersensitivity in an elderly woman: clinical and immunologic findings», *Ann. Allergy*, junio, 1986.

PODLESKI, W. K., «Inhibition of eosinophils degranulation by Ketotifen in a patient with milk allergy, manifested as bronchial asthma–an electron microscopic study», *Agents Actions*, octubre, 1984.

—: «Broncho-Vaxom and spontaneous allergic autocytotoxicity (spACT) in bronchial asthma associated with food hypersensitivity», *Int. J. Immunopharmacol.*, 1986.

RAGNO, V., «Allergenicity of milk protein hydrolysate formulae in children with cow's milk allergy», *Eur. J. Pediatr.*, septiembre, 1993.

RAM, F. S., «Cow s milk protein avoidance and development of childhood wheeze in children with a family history of atopy (Cochrane Review)», *Cochrane Database Syst. Rev.*, 2002.

REEKERS, R., «The role of circulating food antigen-specific lymphocytes in food allergic children with atopic dermatitis», *Br. J. Dermatol.*, diciembre, 1996.

RUDZKI, E., «Some clinical symptoms and allergens on asthma-prurigo syndrome», *Przegl. Lek.*, 1998.

SABBAH, A., «Food allergy in childhood asthma», *Allerg. Immunol.*, octubre, 1990.

SHAKIB, F., «Study of IgG sub-class antibodies in patients with milk intolerance», *Clin. Allergy*, septiembre, 1986.

SPRIKKELMAN, A. B. «Development of allergic disorders in children with cow's milk protein allergy or intolerance in infancy», *Clin. Exp. Allergy*, octubre, 2000.

STINTZING, G., «Cow's milk allergy, incidence and pathogenetic role of early exposure to cow's milk formula», *Acta Paediatr. Scand.*, mayo, 1979.

TIKKANEN, S., «Status of children with cow's milk allergy in infancy by 10 years of age», *Acta Paediatr.*, octubre, 2000.

WOOD, C. B., «Serum IgE in asthmatic children. Relation to age, sex, eczema, and skin sensitivity tests», *Arch. Dis. Child.*, diciembre, 1972.

WOODS, R. K., «Do dairy products induce bronchoconstriction in adults with asthma?», *J. Allergy Clin. Immunol.*, enero, 1998.

YAZICIOGLU, M., «Egg and milk allergy in asthmatic children: assessment by immulite allergy food panel, skin prick tests and double-blind placebo-controlled food challenges», *Allergol. Immunopathol.*, noviembre, 1999.

ZEIGER, R. S. «The development and prediction of atopy in high-risk children: follow-up at age seven years in a prospective randomized study of combined maternal and infant food allergen avoidance», *J. Allergy Clin. Immunol.*, junio, 1995.

Niveles elevados de IgE totales se reducen al suspender el consumo de lácteos

KAPLAN, M. S., «Immunoglobulin E to cow's-milk protein in breast-fed atopic children», *J. Allergy Clin. Immunol.*, agosto, 1979.

VILA SEXTO, L., «Delayed reaction to cow's milk proteins: a case study», *J. Investig. Allergol. Clin. Immunol.*, julio-agosto, 1998.

Es apropriado buscar IgE en las proteínas de la leche sólo en la infancia y en el caso de reacciones alérgicas inmediatas

BAENA-CAGNANI, C. E., «Role of food allergy in asthma in childhood», *Curr. Opin. Allergy Clin. Immunol.*, abril, 2001.

BISHOP, J. M., «Natural history of cow milk allergy: clinical outcome», *J. Pediatr.*, junio, 1990.

HILL, D. J., «Cow milk allergy within the spectrum of atopic disorders», *Clin. Exp. Allergy*, diciembre, 1994.

JUNTTI, H., «Cow's milk allergy is associated with recurrent otitis media during childhood», *Acta Otolaryngol.*, 1999.

TIKKANEN, S., «Status of children with cow's milk allergy in infancy by 10 years of age», *Acta Paediatr.*, octubre, 2000.

ZEIGER, R. S., «The development and prediction of atopy in high-risk children: follow-up at age seven years in a prospective randomized study of combined maternal and infant food allergen avoidance», *J. Allergy Clin. Immunol.*, junio, 1995.

Es necesario evaluar la contribución de los lácteos en los casos de patologías pulmonares

BOAT, T. F. «Hyperreactivity to cow milk in young children with pulmonary hemosiderosis and cor pulmonale secondary to nasopharyngeal obstruction», *J. Pediatr.*, julio, 1975.

El consumo de leche relacionado con la mortalidad cardiovascular

DAVIES, D. F., «Cow 's milk antibodies and coronary heart disease», *The Lancet*, 1980.

GAO, M., «Cardiovascular risk factors emerging in Chinese populations undergoing urbanization», *Hypertens. Res.*, 1999.

Gordon, D. B., *Milk and mortality: The connection between milk drinking and coronary heart disease*, Gordon Books, 1999.

Ornish, D., «Can lifestyle changes reverse coronary heart disease?», *The Lancet*, 1990.

Pennington, J. A., *Bowes and Churches Food Values of Portions Commonly Used*, Lippincott, 1998.

Seely, M., «Diet and Coronary Disease. A Survey of Mortality Rates and Food Consumption», *Medical Hypothesis*, 1981.

—: «Is milk a coronary health hazard?», *British J. Preventive Social Medicine*, 1977.

—: «Dietary lactose as a possible risk factor for ischaemic heart disease: review of epidemiology», *Int. J. Cardiol.*, 1994.

Capítulo 3

La artritis mejora notablemente al suspender el consumo de lácteos

Bengtsson, U., «Survey of gastrointestinal reactions to foods in adults in relation to atopy, presence of mucus in the stools, swelling of joints and arthralgia in patients with gastrointestinal reactions to foods», *Clin. Exp. Allergy*, diciembre, 1996.

Beri, D., «Effect of dietary restrictions on disease activity in rheumatoid arthritis», *Ann. Rheum. Dis.*, enero, 1988.

Carini, C., «Gut and joint disease», *Ann Allergy*, octubre, 1985.

Coombs, R. R., «Early rheumatoid-like joint lesions in rabbits drinking cows' milk», *Int. Arch. Allergy Appl. Immunol.*, 1981.

Fujita, A., «Effects of a low calorie vegan diet on disease activity and general conditions in patients with rheumatoid arthritis», *Rinsho Byori*, junio, 1999.

Golding, D. N., «Is there an allergic synovitis?», *J. R. Soc. Med.*, mayo, 1990.

GOLDLUST, M. B., «Cronic immune synovitis in rabbits. II. Modulation by anti-inflammatory and anti-rheumatic agents», *Agents Actions*, diciembre, 1981.

HAFSTROM, I., «A vegan diet free of gluten improves the signs and symptoms of rheumatoid arthritis: the effects on arthritis correlate with a reduction in antibodies to food antigens», *Rheumatology*, octubre, 2001.

HANGLOW, A. C., «Early rheumatoid-like synovial lesions in rabbits drinking cow's milk. II. Antibody responses to bovine serum proteins», *Int. Arch. Allergy Appl. Immunol.*, 1985.

HANNINEN, O., «Vegan diet in physiological health promotion», *Acta Physiol. Hung.*, 1999.

—: «Antioxidants in vegan diet and rheumatic disorders», *Toxicology*, noviembre, 2000.

HAUGEN, M. A., «A pilot study of the effect of an elemental diet in the management of rheumatoid arthritis», *Clin. Exp. Rheumatol.*, mayo-junio, 1994.

HOLST-JENSEN, S. E., «Treatment of rheumatoid arthritis with a peptide diet: a randomized, controlled trial», *Scand. J. Rheumatol.*, 1998.

KAVANAGHI, R., «The effects of elemental diet and subsequent food reintroduction on rheumatoid arthritis», *Br. J. Rheumatol.*, marzo, 1995.

MCDOUGALL, J., «Effects of a very low-fat, vegan diet in subjects with rheumatoid arthritis», *J. Altern. Complement Med.*, febrero, 2002.

NENONEN, M. T., «Uncooked, lactobacilli-rich, vegan food and rheumatoid arthritis», *Br. J. Rheumatol.*, marzo, 1998.

OLDHAM, G., «Early rheumatoid-like joint lesions in rabbits injected with foreign serum or milk proteins. III. Influence of concomitant IgE-like antibodies and of the breed of rabbit», *Int. Arch. Allergy Appl. Immunol.*, 1980.

PANUSH, R. S., «Food-induced (allergic) arthritis. Inflammatory arthritis exacerbated by milk», *Arthritis Rheum.*, febrero, 1986.

—: «Food induced («allergic») arthritis: inflammatory synovitis in rabbits», *J. Rheumatol.*, marzo, 1990.

PARKE, A. L., «Rheumatoid arthritis and food: a case study», *Br. Med. J.* (Clin. Res. Ed.), junio, 1981.

PELTONEN, R., «Faecal microbial flora and disease activity in rheumatoid arthritis during a vegan diet», *Br. J. Rheumatol.*, enero, 1997.

RATNER, D., «Juvenile rheumatoid arthritis and milk allergy», J. *R. Soc. Med.*, mayo, 1985.

RAUMA, A. L., «Effect of a strict vegan diet on energy and nutrient intakes by Finnish rheumatoid patients», *Eur. J. Clin. Nutr.*, octubre, 1993.

SCHRANDER, J. J., «Does food intolerance play a role in juvenile cronic arthritis?», *Br. J. Rheumatol.*, agosto, 1997.

VAN DE LAAR, M. A., «Food intolerance in rheumatoid arthritis. II. Clinical and histological aspects», *Ann. Rheum. Dis.*, marzo, 1992.

—: «Food intolerance in rheumatoid arthritis. I. A double blind, controlled trial of the clinical effects of elimination of milk allergens and azo dyes», *Ann. Rheum. Dis.*, marzo, 1992.

WELSH, C. J., «Early rheumatoid-like synovial lesions in rabbits drinking cow's milk. I. Joint pathology», *Int. Arch. Allergy Appl. Immunol.*, 1985.

—: «Comparison of the arthritogenic properties of dietary cow's milk, egg albumin and soya milk in experimental animals», *Int. Arch. Allergy Appl. Immunol.*, 1986.

Proteínas de la leche y sensibilización

CAVATAIO, F., «Gastroesophageal reflux associated with cow's milk allergy in infants: which diagnostic examinations are useful?», *Am. J. Gastroenterol.*, junio, 1996.

DAVIES, D., «Antibodies and Myocardial Infarction», *The Lancet*, 1980.

ELLIS, T. M., «Cellular immune responses to beta casein: elevated in but not specific for individuals with Type I diabetes mellitus», *Diabetologia*, junio, 1998.

FALCHUK, K. R., «Circulating antibodies to bovine albumin in ulcerative colitis and Crohn's disease. Characterization of the antibody response», *Gastroenterology*, enero, 1976.

FRIERI, M., «Preliminary investigation on humoral and cellular immune responses to selected food proteins in patients with Crohn's disease», *Ann. Allergy*, 1990.

GHISOLFI, J., «Milk feeding of infants and cow's milk protein hypersensitivity», *Arch. Pediatr.*, junio, 1995.

HOFFMAN, K. M., «Evaluation of the usefulness of lymphocyte proliferation assays in the diagnosis of allergy to cow's milk», *J. Allergy Clin. Immunol.*, marzo, 1997.

HOST, A., «The natural history of cow's milk protein allergy/intolerance», *Eur. J. Clin. Nutr.*, setiembre, 1995.

JEWELL, D. P., «Circulating antibodies to cow's milk proteins in ulcerative colitis», *Gut.*, octubre, 1972.

KNOFLACH, P., «Serum antibodies to cow's milk proteins in ulcerative colitis and Crohn's disease», *Gastroenterology*, febrero, 1987.

KONDO, N., «Lymphocyte responses to food antigens in food sensitive patients with allergic tension-fatigue syndrome», *Biotherapy*, 1992.

LERNER, A., «Serum antibodies to cow's milk proteins in pediatric inflammatory bowel disease. Crohn's disease versus ulcerative colitis», *Acta Paediatr. Scand.*, mayo, 1989.

PARKER, T. J., «Irritable bowel syndrome: is the search for lactose intolerance justified?», *Eur. J. Gastroenterol. Hepatol*, marzo, 2001.

SHAKIB, F., «Study of IgG sub-class antibodies in patients with milk intolerance», *Clin. Allergy*, septiembre, 1986.

SOUTHGATE, D. A. y Hum, J., *Nutr.*, octubre, 1978.

STAFFORD, H. A., «Immunologic studies in cow's milk-induced pulmonary hemosiderosis», *Pediatr. Res.*, agosto, 1977.

TRIOLO, G., «Humoral and cell mediated immune response to cow's milk proteins in Behcet's disease», *Ann. Rheum. Dis.*, mayo, 2002.

VAARALA, O. «Cellular immune response to cow's milk beta-lactoglobulin in patients with newly diagnosed IDDM», *Diabetes*, febrero, 1996.

WERFEL, T., «Detection of a kappa-casein-specific lymphocyte response in milk-responsive atopic dermatitis», *Clin. Exp. Allergy*, diciembre, 1996.

En vista de lo inadecuado de las evaluaciones analíticas, en todos os casos resulta necesario el test de eliminación

BUISSERET, P. D., «Common manifestations of cow's milk allergy in children», *The Lancet*, febrero, 1978.

CASTIGLIONE, N., «Allergy to cow's milk proteins: the authors' personal cases (clinical characteristics, diagnostic methodology and prospective follow-up)», *Pediatr. Med. Chir.*, mayo, 1996.

IACONO, G., «Gastroesophageal reflux and cow's milk allergy in infants: a prospective study», *J. Allergy Clin Immunol.*, marzo, 1996.

KAHN, A., «Sleep characteristics in milk-intolerant infants», *Sleep*, junio, 1988.

NSOULI, T. M., «Role of food allergy in serous otitis media», *Ann. Allergy*, septiembre, 1994.

OGLE, K. A., «Children with allergic rhinitis and/or bronchial asthma treated with elimination diet: a five-year follow-up», *Ann. Allergy*, mayo, 1980.

PANUSH, R. S., «Diet therapy for rheumatoid arthritis», *Arthritis Rheum.*, abril, 1983.

PELTONEN, R., «Faecal microbial flora and disease activity in rheumatoid arthritis during a vegan diet», *Br. J. Rheumatol.*, enero, 1997.

VAN DE LAAR, M. A., «Food intolerance in rheumatoid arthritis. I. A double blind, controlled trial of the clinical effects of elimination of milk allergens and azo dyes», *Ann. Rheum. Dis.*, marzo, 1992.

VENTURA, A., «Diagnosis of allergy to cow's milk proteins», *Pediatr. Med. Chir.*, julio, 1987.

Sólo el 15 % de los pacientes con diagnosis acertada de alergia a la leche de vaca dan resultados positivos en las pruebas Prick o Rast

Aas, K., «The diagnosis of hypersensitivity to ingested foods. Reliability of skin prick testing and the radioallergosorbent test with different materials», *Clin. Allergy*, enero, 1978.

Fallstrom, S. P., «Serum antibodies against native, processed and digested cow's milk proteins in children with cow's milk protein intolerance», *Clin. Allergy*, septiembre, 1986.

Felder, M., «Food allergy in patients with rheumatoid arthritis», *Clin. Rheumatol.*, junio, 1987.

Gavani, U. D., «Hypersensitivity to milk and egg white. Skin tests, rast results and clinical intolerance», *Ann. Allergy*, mayo, 1978.

Lessof, M. H., «Food allergy and intolerance in 100 patients – local and systemic effects», *Q. J. Med.*, 1980.

Majamaa, H., «Evaluation of the gut mucosal barrier: evidence for increased antigen transfer in children with atopic eczema», *J. Allergy Clin. Immunol.*, abril, 1996.

Papageorgiou, N., «Neutrophil chemotactic activity in milk-induced asthma», *J. Allergy Clin. Immunol.*, julio, 1983.

Schrander, J. J., «Small intestinal mucosa IgE plasma cells and specific anti-cow milk IgE in children with cow milk protein intolerance», *Ann. Allergy*, mayo, 1993.

Capítulo 4

¡A mayor consumo de lácteos, mayor desmineralización ósea!

Abelow, B. J., «Cross-cultural association between dietary animal protein and hip fracture: a hypothesis», *Calcif. Tissue Int.*, 1992.

BARSS, P., «Fractured hips in rural Melanesians: a nonepidemic», *Trop. Geogr.*, 1985.
CUMMING, R. G., «Case-control study of risk factors for hip fractures in the elderly», *Am. J. Epidemiol.*, 1994.
FESKANICH, D., «Milk, dietary calcium, and bone fractures in women: a 12-year prospective study», *Am. J. Public. Health.*, 1997.
FUJITA, T., «Comparison of osteoporosis and calcium intake between Japan and the United States», *Proc. Soc. Exp. Biol. Med.*, 1992.
HO, S. C., «The prevalence of osteoporosis in the Hong Kong Chinese female population», *Maturitas*, agosto, 1999.
JU, J. F., «Dietary calcium and bone density among middle-aged and elderly women in China», *American Journal Clinical Nutrition*, 1993.
KIN, K., «Bone density and body composition on the Pacific Rim. A comparison between Japan-born and U.S. born Japanese-American women», *J. Bone Miner. Res.*, 1993.
LANOU, A. J., «Calcium, Dairy Products, and Bone Health in Children and Young Adults: A Reevaluation of the Evidence», *Pediatrics*, marzo, 2005.
LAU, E. M., «Admission rates for hip fracture in Australia in the last decade. The New South Wales scene in a world perspective», *Med. J. Aust.*, 1993.
—: «Epidemiology and prevention of osteoporosis in urbanized Asian populations», *Osteoporosis*, 1993.
LIPPUNER, K., «Incidence and direct medical costs of hospitalizations due to osteoporotic fractures in Switzerland», *Osteoporos. Int.*, 1997.
LIPS, P., «Epidemiology and predictors of fractures associated with osteoporosis», *Am. J. Med.* 1997.
MEMON, A., «Incidence of hip fracture in Kuwait», *Int. J. Epidemiol.*, 1998.
NYDEGGER, V., «Epidemiology of fractures of the proximal femur in Geneva; incidence, clinical and social aspects», *Osteoporosis Int.*, 1991.
PARKKARI, J., «Secular trends in osteoporotic pelvic fractures in Finland: number and incidence of fractures in 1970-1991 and prediction for the future», *Calcif. Tissue Int.*, 1996.

PASPATI, I., «Hip fracture epidemiology in Greece during 1977-1992», *Calcif. Tissue Int.*, 1998.
ROWE, S. M., «An epidemiological study of hip fracture in Honan, Korea», *Int. Orthop.*, 1993.
RUSSELL-AULET, M., «Bone mineral density and mass in a cross-sectional study of white and Asian women», *J. Bone Miner. Res.*, 1993.
SCHWARTZ, A. V., «International variation in the incidence of hip fractures: cross-national project on osteoporosis for the World Health Organization Program for Research on Ageing», *Osteoporosis Int.*, 1999.
SMITH, R., «Epidemiologic Studies of Osteoporosis in Women of Puerto Rico and South-eastern Michigan», *Clin. Ortho.*, 1966.
VAN HEMERT, A. M., «Prediction of osteoporotic fractures in the general population by a fracture risk score. A 9-year follow up among middle aged women», *Am. J. Epidemiol.*, 1990.
VERSLUIS, R, G., «Prevalence of osteoporosis in post-menopausal women in family practise», *Ned. Tijdschr. Geneesk.*, 1999.
WEINSIER, R. L., «Dairy foods and bone health: examination of the evidence», *Am. J. Clin. Nutr.*, 2000.

Estudios comparativos del cociente intelectual: lactancia materna y leche en polvo

BALLI, F., «Atrophy of the duodeno-jejunal mucosa in cow's milk protein intolerance. Importance of cell-mediated immunologic factors», *Pediatr Med Chir.*, septiembre-octubre, 1986.
HORWOOD, L. J., «Breast milk feeding and cognitive ability at 7-8 years», *Arch. Dis. Child Fetal Neonatal*, Ed., enero, 2001.
LUCAS, A., «Breast milk and subsequent intelligence quotient in children born preterm», *Lancet.*, febrero, 1992.
—: «Randomised trial of early diet in preterm babies and later intelligence quotient», *BMJ.*, noviembre, 1998.

ODDY, W. H., «Breast feeding and cognitive development in childhood: a prospective birth cohort study», *Paediatr Perinat Epidemiol.*, enero, 2003.

RAO, M. R., «Effect of breastfeeding on cognitive development of infants born small for gestational age», *Acta Paediatr.*, 2002.

UDANI, P. M., «Protein energy malnutrition (PEM), brain and various facets of child development», *Indian. J. Pediatr.*, marzo, 1992.

WILLIAMS, C., «Stereoacuity at age 3.5 y in children born full-term is associated with prenatal and postnatal dietary factors: a report from a population-based cohort study», *Am. J. Clin. Nutr.*, febrero, 2001.

El 50 % de los italianos, por ejemplo, tiene déficit de lactasa

BOZZANI, A., «Lactose malabsorption and intolerance in Italians. Clinical implications», *Dig. Dis. Sci.*, diciembre, 1986.

BURGIO, G. R., «Prevalence of primary adult lactose malabsorption and awareness of milk intolerance in Italy», *Am. J. Clin. Nutr.*, enero, 1984.

CAVALLI-SFORZA, L. T., «Primary adult lactose malabsorption in Italy: regional differences in prevalence and relationship to lactose intolerance and milk consumption», *Am. J. Clin. Nutr.*, abril, 1987.

RUSSO, F., «Hypolactasia and metabolic changes in post-menopausal women», *Maturitas*, abril, 1997.

ZUCCATO, E., «Respiratory excretion of hydrogen and methane in Italian subjects after ingestion of lactose and milk», *Eur. J. Clin. Invest.*, junio, 1983.

El debilitamiento del sistema enzimático galactásico

CRAMER, D. W., «Galactose consumption and metabolism in relation to the risk of ovarian cancer», *The Lancet*, 1989.

Day, H., «Blood Sugar in Rats Rendered Cataractous by Dietary procedures», *The Journal of Nutrition*, 1986.

Elsas, L. J. «Galactosemia: a molecular approach to the enigma», en: *International Pediatrics*, 1993.

Elsas, L. J., Langley, S. y Paulk, E. M., «A molecular approach to galactosemia», *Eur. J. Pediatr.*, 1995.

Garden, A. S., «Recommendations for the management of galactosaemia», *Arch. Dis. Child*, marzo, 2000.

Gibson, J. B., «Gonadal function in galactosemics and in galactose-intoxicated animals», *Eur. J. Pediatr.*, 1995.

Holton, J. B., «Clouds still gathering over galactosaemia», *Lancet*, noviembre, 1994.

Jacques, P. F., «Galactosemia leads to cataract», *Health and Nutrition*, India, agosto, 1990.

Kaufman, «Hypergonatdotrophic Hypogonadism in Female Patients with Galactosemia», *New England Journal of Medicine*, 1981.

Manga, N., «The molecular basis of transferase galactosaemia in South African negroids», *J. Inherit. Metab. Dis.*, febrero de 1999.

Meloni, G., «High prevalence of lactose absorbers in patients with presenile cataract from northern Sardinia», *Br. J. Ophthalmol.*, julio, 1995.

Nelson, C. D., «Verbal dyspraxia in treated galactosemia», *Pediatrics*, agosto, 1991.

Schweitzer, S., «Long-term outcome in 134 patients with galactosaemia», *Eur. J. Pediatr.*, enero, 1993.

Segal, S., «Disorders of galactose metabolism», en: *The Metabolic and Molecular Basis of Inherited Disease,* McGraw-Hill, 1995.

—: «Galactosaemia today: the enigma and the challenge», *J. Inherit. Metab. Dis.*, agosto, 1998.

—: «Galactosemia unsolved», *Eur. J. Pediatr.*, 1995.

El consumo de leche de vaca determina la incapacidad de desintoxicación (de mercurio)

KOSTIAL, K., «Effect of milk on mercury absorption and gut retention in rats», *Bull. Environ. Contam. Toxicol.*, noviembre, 1979.
—: «More data on mercury absorption in relation to dietary treatment in rats», *Toxicol. Lett.*, enero, 1981.
ROWLAND, I. R., «Effects of diet on mercury metabolism and excretion in mice given methylmercury: role of gut flora», *Arch. Environ. Health*, noviembre-diciembre, 1984.

Es necesario evaluar la influencia de los lácteos en los casos de migraña

MYLEK, D., «Migraine as one of the symptoms of food allergy», *Pol. Tyg. Lek.*, enero, 1992.
RATNER, D., «Elevated IgM in dietary migraine with lactase deficiency», *Isr. J. Med. Sci.*, agosto, 1984.

Es necesario evaluar la influencia de los lácteos en los casos de vasculitis

BUSINCO, L., «Severe food-induced vasculitis in two children», *Pediatr. Allergy Immunol.*, marzo, 2002.
PARAMATHYPATHY, K., «Milk allergy and haemetemesis», *Singapore Med. J.*, junio, 1970.
WHITFIELD, M. F., «Cows' milk allergy in the syndrome of thrombocytopenia with absent radius», *Arch. Dis. Child*, mayo, 1976.

Es necesario evaluar la influencia de los lácteos en los casos de fatiga crónica

BELL, K. M., «Risk factors associated with chronic fatigue syndrome in a cluster of pediatric cases», *Rev. Infect. Dis.*, enero, 1991.

KONDO, N., «Lymphocyte responses to food antigens in food sensitive patients with allergic tension-fatigue syndrome», *Biotherapy*, 1992.

KOWAL, K. «Prevalence of allergen-specific IgE among patients with chronic fatigue syndrome», *Allergy Asthma Proc.*, enero, 2002.

RAPP, D. J., «Double-blind confirmation and treatment of milk sensitivity», *Med. J. Aust.*, mayo, 1978.

Es necesario evaluar la influencia de los lácteos en los casos de enuresis nocturna

BAHNA SAMI, L.: *Allergies to milk*, Grune & Stratton, 1980.

COLBIN, A., en: *Cibo e guarigione*, Macro Edizioni, 1998.

SIENIAWSKA, M. «The role of cow's milk protein intolerance in steroid-resistant nephrotic syndrome», *Acta Paediatr.*, diciembre, 1992.

Capítulo 5

Algunas alteraciones de la resistencia insulínica se atribuyen a varias sobrecargas de grasas (de los lácteos): dislipidemia

AGEEVA. V. V., «Interconnection between insulin resistance and lipid metabolism disorders in obese patients», *Ter. Arkh.*, 2002.

BODEN, G., «Interaction between free fatty acids and glucose metabolism», *Curr. Opin. Clin. Nutr. Metab. Care*, septiembre, 2002.

BRAY, G. A., «The Influence of Different Fats and Fatty Acids on Obesity, Insulin Resistance and Inflammation», *J. Nutr.,* septiembre, 2002.

De Jongh, R. T., «Free fatty acid levels modulate microvascular function: relevance for obesity-associated insulin resistance, hypertension, and microangiopathy», *Diabetes*, noviembre, 2004.
Kruszynska, Y. T., «Effect of obesity on susceptibility to fatty acid-induced peripheral tissue insulin resistance», *Metabolism*, febrero, 2003.
Starkova, N. T., «Impaired fat tolerance as a risk factor of insulin resistance in young patients with obesity», *Klin. Med*, 2004.

La no ingesta de leche comporta una reducción de la incidencia de resistencia insulínica

Hoppe, C., «High intakes of skimmed milk, but not meat, increase serum IGF-I and IGFBP-3 in eight-year-old boys», *Eur. J. Clin. Nutr.*, septiembre, 2004.
—: «Animal protein intake, serum insulin-like growth factor I, and growth in healthy 2.5-y-old Danish children», *Am. J. Clin. Nutr.*, agosto, 2004.
—: «High intakes of milk, but not meat, increase s-insulin and insulin resistance in 8-year-old boys», *Eur. J. Clin. Nutr.*, marzo, 2005.
Lawlor, D. A., «Avoiding milk is associated with a reduced risk of insulin resistance and the metabolic syndrome: findings from the British Women's Heart and Health Study», *Diabet. Med.*, junio, 2005.
—: «Infant feeding and components of the metabolic syndrome: findings from the European Youth Heart Study», *Arch. Dis. Child.*, junio, 2005.
Nilsson, M., «Glycemia and insulinemia in healthy subjects after lactose-equivalent meals of milk and other food proteins: the role of plasma amino acids and incretins», *Am. J. Clin. Nutr.*, noviembre, 2004.
Ostman, E. M., «Inconsistency between glycemic and insulinemic responses to regular and fermented milk products», *Am. J. Clin. Nutr.*, julio, 2001.

Páncreas/diabetes – ya es oficial: «Evitar el consumo de leche de vaca en la infancia reduce las posibilidades en la edad adulta de enfermar de diabetes» (American Academy of Pediatrics, 1994). Explicación: una población que debido a un mayor consumo de leche sufre efectos insulinotrópicos tiene una incidencia mayor de patologías pancreáticcas

ÅKERBLOM, H. K., «Putative environmental factors of type 1 diabetes», *Diabetes. Metab. Rev.*, 1998.

CHEUNG, R., «T cells from children with IDDM are sensitized to bovine serum albumin», *Scand. J. Immunol.*, diciembre, 1994.

DAHL-JORGENSEN, K., «Relationship between cow milk consumption and incidence of IDDM in childhood», *Diabetes Care*, 1991.

ELLIOTT, R. B., «Dietary protein: a trigger of insulin-dependent diabetes in the BB rat?», *Diabetologia*, 1984.

—: «Dietary prevention of diabetes in the non-obese diabetic mouse», *Diabetologia*, 1988.

ELLIOT, S. J., «Mesangial cells from diabetic NOD mice constitutively secrete increased amounts of insulin-like growth factor-I», *Endocrinology*, octubre, 1993.

ELLIS, T. M., «Early infant diets and insulin-dependent diabetes», *The Lancet*, mayo, 1996.

FAVA, D., «Relationship between dairy product consumption and incidence of IDDM in childhood in Italy», *Diabetes Care,* 1994.

GLERUM, M., «Could bovine serum albumin be the initiating antigen ultimately responsible for the development of insulin dependent diabetes mellitus?», *Diabetes Res.*, marzo, 1989.

KARJALAINEN, J., «A bovine albumin peptide as a possible trigger of insulin-dependent diabetes mellitus», *N. Engl. J. Med.*, julio, 1992.

KORTHUIS, R. J., «Intestinal capillary filtration in experimental diabetes mellitus», *Am. J. Physiol.*, julio, 1987.

LEVY-MARCHAL, C., «Antibodies against bovine albumin and other diabetes markers in French children», *Diabetes Care*, agosto, 1995.

MARTIN, J. M., «Milk proteins in the etiology of insulin-dependent diabetes mellitus (IDDM)», *Ann. Med.*, octubre, 1991.

MEDDINGS, J. B., «Increased gastrointestinal permeability is an early lesion in the spontaneously diabetic BB rat», *Am. J. Physiol.*, abril, 1999.

MUNTONI, S., «Cow's Milk Consumption and Insulin Dependent Diabetes Mellitus Incidence in Sardinia», *Diabetes Care*, abril, 1994.

MURCH, S., *The Lancet*, diciembre, 1996.

—: «Rates of IDDM among Pakistan children», *British Medical Journal*, abril, 1992.

RENNIE, J., «Formula for diabetes? Cow's milk for infants may contribute to the disease», *Sci. Am.*, octubre, 1992.

SAUKKONEN, T., «Increased frequency of IgM antibodies to cow's milk proteins in Hungarian children with newly diagnosed insulin-dependent diabetes mellitus», *Eur. J. Pediatr.*, octubre, 1996.

SCOTT, F. W., «Milk and type 1 diabetes: examining the evidence and broadening the focus», *Diabetes Care*, 1996.

—: «Cow milk and insulin-dependent diabetes: is there a relationship?», *Am. J. Clin. Nutr.*, 1990.

SUGIHARA, S., «The prevalence of anti-bovine serum albumin antibodies in Japanese children with IDDM», *Diabetes Care*, noviembre, 1996.

THOMSON, A. B., «Experimental diabetes and intestinal barriers to Absorption», *Am. J. Physiol.*, febrero, 1983.

VIRTANEN, S. M., «Cow's milk consumption, disease-associated autoantibodies and type 1 diabetes mellitus: a follow-up study in siblings of diabetic children. Childhood Diabetes in Finland Study Group», *Diabet. Med.*, septiembre, 1998.

En los consumidores de productos lácteos aumentan los niveles séricos de IGF-I, un exceso que produce una miríada de interferencias y efectos (tiroides, poliquistosis, hirsutismo, celulitis, sistema endocrino, madurez y formación precoz pero incompleta de los órganos, etcétera)

ADASHI, E. Y., «Insulin enhancement of luteinizing hormone and follicle-stimulating release by cultured pituitary cells», *Endocrinology*, 1981.

—: «Insulin-like growth factors as intraovarian regulators of granulosa cell growth and function», *Endocr. Rev.*, 1985.

—: «Growth factors and ovarian function: the IGF-I paradigm», *Horm. Res.*, 1994.

—: «Editorial: With a little help from my friends–the evolving story of intraovarian regulation», *Endocrinology*, 1995.

ANGERVO, M., «Insulin-like growth factor binding protein-1 inhibits the DNA amplification induced by insulin-like growth factor 1 in human granulosa-luteal cells», *Hum. Reprod.*, 1991.

APA, R., «Growth hormone stimulates androsterone synthesis by rat theca-interstitial cells», *Molecular and Cellular Endocrinology*, 1996.

APTER, D., «Metabolic features of polycystic ovary syndrome are found in adolescent girls with hyperandrogenism», *J. Clin. Endocrinol. Metab.*, octubre, 1995.

BARBIERI, R. L., «The role of hyperinsulinemia in the pathogenesis of ovarian hyperandrogenism», *Fertil. Steril.*, 1988.

BARTKE, A., «Neuroendocrine and reproductive consequences of overexpression of growth hormone in transgenic mice», *Proceedings of the Society for Experimental Biology and Medicine*, 1994.

BLIZZARD, R. M., «Changes in growth hormone (GH) secretion and in growth during puberty», *Journal of Endocrinological Investigation*, 1989.

CARA, J. F., «Mechanisms subserving the action of insulin and IGFs on androgen production by the ovary», (1996), en: LeRoith, D. (Ed.) *The Role of Insulin-like Factors in Ovarian Physiology*. Ares Serono Symposia, Roma.

—: «Insulin-like growth factor-I enhances luteinizing hormone binding to rat ovarian theca-interstitial cells», *J. Clin. Invest.*, 1990.

COGHLAN, A., «Milk hormone data bottled up for years», *New Scientist*, octubre, 1994.

COHEN, P., «Insulin-like growth factors (IGFs), IGF receptors, and IGF-binding proteins in primary cultures of prostate epithelial cells», *Journal of Clinical Endocrinology and Metabolism*, 1991.

DARENDELILER, F., «Growth hormone increases rate of pubertal maturation», *Acta Endocrinologica* 1990.

EPSTEIN, S., «Questions and answers on synthetic bovine growth hormones», *International Journal of Health Services*, 1990.

ERICKSON, G. F., «Insulin-like growth factor-I regulates aromatase activity in human granulosa and granulosa luteal cells», *J. Clin. Endocrinol Metab.*, 1989.

—: «The effects of insulin and insulin-like growth factors-I and -II on estradiol production by granulosa cells of polycystic ovaries», *J. Clin. Endocrinol. Metab.*, 1990.

—: «Ovarian control of follicle development», *Am. J. Obstet. Gynecol.* 1995.

FDA, «90-days administration of RhGH to cows», *Science*, agosto, 1990.

GIUDICE, L. C., «Insulin-like growth factors and ovarian follicular development», *Endocr. Rev.*, 1992.

HAMMOND, J. M., «Production of insulin-like growth factors by ovarian granulosa cells», *Endocrinology*, 1985.

—: «The ovarian insulin-like growth factors, a local amplification mechanism for steroidogenesis and hormone action», *J. Steroid. Biochem. Mol. Biol.*, 1991.

HILLIER, S. G., «Effect of recombinant activin on androgen synthesis in cultured human thecal cells», *J. Clin. Endocrinol. Metab.*, 1991.

IBÁÑEZ, L., «Postpubertal outcome in girls diagnosed of premature pubarche during childhood: increased frequency of functional ovarian hyperandrogenism», *J. Clin. Endocrinol. Metab.*, 1993.

—: «Hyperinsulinemia and decreased insulin-like growth factor-binding protein-1 are common features in prepubertal and pubertal girls with a history of premature pubarche», *J. Clin. Endocrinol. Metab.*, 1997.
—: «Sensitization to Insulin in Adolescent Girls to Normalize Hirsutism, Hyperandrogenism, Oligomenorrhea, Dyslipidemia, and Hyperinsulinism after Precocious Pubarche», *J. Clin. Endocrinol. Metab.*, 2000.
—: «Hyperinsulinaemia, dyslipaemia and cardiovascular risk in girls with a history of premature pubarche», *Diabetologia*, 1998.
—: «Anovulation after precocious pubarche: early markers and time course in adolescence», *J. Clin. Endocrinol. Metab.*, 1999.
—: «Sensitization to insulin in adolescent girls to normalize hirsutism, hyperandrogenism, oligomenorrhea and hyperinsulinism after precocious pubarche», *J. Clin. Endocrinol. Metab.*, 2000.
—: «Insulin Gene Variable Number of Tandem Repeat Genotype and the Low Birth Weight, Precocious Pubarche, and Hyperinsulinism Sequence», *J. Clin. Endocrinol. Metab.*, 2001.
KAGAWA, Y., *Journal of Preventive Medicine*, Jichi Medical School, 1978.
LANZONE, A., «The growth hormone response to growth hormone-releasing hormone is blunted in polycystic ovary syndrome: relationship with obesity and hyperinsulinaemia», *Human Reproduction*, 1995.
LAURO, V., «Risoluzione di cisti ovariche con tecniche incruente», en: *Latte e Formaggio, Mito della civiltà*, Macro Edizioni, 1990.
LEROITH, D., «Insulin-like growth factors in health and disease», *Annals of Internal Medicine*, mayo, 1992.
MAGOFFIN, D. A., «Insulin-like growth factor-I regulation of luteinizing hormone (LH) receptor messenger ribonucleic acid expression and LH-stimulated signal transduction in rat ovarian theca-interstitial cells», *Biol. Reprod.*, 1994.
MARTINO-NARDI, J., «Insulin resistance in prepubertal African-American and Hispanic girls with premature adrenarche: a risk factor for polycystic ovary syndrome», *Trends Endocrinol. Metab.*, 1998.

MASON, H. D., «Insulin preincubation enhances insulin-like growth factor-II (IGF-II) action on steroidogenesis in human granulosa cells», *J. Clin. Endocrinol. Metab.*, 1994.

MOGHETTI, P., «Insulin infusion amplifies 17-hydroxycorticosteroid intermediates response to adrenocorticotropin in hyperandrogenic women: apparent relative impairment of 17,20-lyase activity», *J. Clin. Endocrinol. Metab.* 1996.

NESTLER, J. E., «A direct effect of hyperinsulinemia on serum sex hormone-binding globulin levels in obese women with the polycystic ovary syndrome», *J. Clin. Endocrinol. Metab.*, 1991.

NOBELS, F., «Puberty and polycystic ovarian syndrome; the insulin/insulin-like growth factor I hypothesis», *Fertil. Steril.*, 1992.

ODA, S., «Insulin-like growth factor-I, GH, insulin and glucagon concentrations in bovine colostrum and in plasma of dairy cows and neonatal calves around parturition», *Comparative Biochemistry and Physiology*, 1989.

OGILVY-STUART, A. L., «Growth hormone and puberty», *Journal of Endocrinology*, 1992.

OLSSON, J. H., «Effect of insulin-like growth factor I on deoxyribonucleic acid synthesis in cultured human granulosa cells», *Fertil. Steril.*, 1990.

PATHOMVANICH, A., «Early Puberty: A Cautionary Tale», *Pediatrics*, 2000.

PIADITIS, G. P., «Dysfunction of the growth hormone/insulin-like growth factor-I axis in women with polycystic ovarian syndrome», *Clin. Endocrinol.*, junio, 1995.

PORETSKY, L., «On the paradox of insulin-induced hyperandrogenism in insulin-resistant states», *Endocr. Rev.*, 1991.

—: «Insulin-like growth factor II (IGF-II) inhibits insulin-like growth factor binding protein I (IGFBP-1) production in luteinized human granulosa cells with a potency similar to insulin-like growth factor I (IGF-I)», *J. Clin. Endocrinol. Metab.*, 1996.

—: «The Insulin-Related Ovarian Regulatory System in Health and Disease», *Endocr. Rev.*, 1999.

RONGE, H., «Somatomedin C and other hormones in dairy cows around parturition in newborn calves and in milk», *Journal of Animal Physiology and Animal Nutrition*, 1988.

ROSENFELD, R. G., «Insulin-like growth factor binding proteins in neoplasia», Hormones and Growth Factors in Development and Neoplasia, Fogarty International Conference, Bethesda, junio, 1995.

ROSENFIELD, R. L., «Dysregulation of cytochrome P450c17 as a cause of polycystic ovarian syndrome», *Fertil. Steril.*, 1990.

RUDMAN, D. «Effects of human growth hormone in men over 60 years old», *New England Journal of Medicine*, julio, 1990.

SILFEN, M. E., «Fasting glucose to insulin ratio (FGIR) is a simple measure of insulin resistance in young girls with premature adrenarche (PA) or obesity», Proceedings of the 82nd Annual Meeting of The Endocrine Society, Toronto, Canadá, 2000.

—: «Elevated Free IGF-I Levels in Prepubertal Hispanic Girls with Premature Adrenarche: Relationship with Hyperandrogenism and Insulin Sensitivity», *J. Clin. Endocrinol. Metab.*, 2002.

STEWART, C. E., «Growth, differentiation, and survival: multiple physiological functions for insulin-like growth factors», *Physiol. Rev.*, 1996.

STOLL, B. A., «Breast cancer: further metabolic-endocrine risk markers?», *British Journal of Cancer*, 1997.

TAPANAINEN, J., «Regulation of human granulosa-luteal cell progesterone production and proliferation by gonadotropins and growth factors», *Fertil. Steril.*, 1987.

—: «Effect of growth hormone administration on human ovarian function and steroidogenic gene expression in granulosa–luteal cells», *Fertil. Steril.*, 1992.

TRAVERS, S. H., «Insulin-Like Growth Factor Binding Protein-I Levels Are Strongly Associated with Insulin Sensitivity and Obesity in Early Pubertal Children», *J. Clin. Endocrinol. Metab.*, 1998.

VUGUIN, P. «The roles of insulin sensitivity, insulin-like growth factor I (IGF-I), and IGF-binding protein-1 and -3 in the hyperandroge-

nism of African-American and Caribbean Hispanic girls with premature adrenarche», *J. Clin. Endocrinol. Metab.*, 1999.
WILSON, J. D. y FOSTER, D. W. (eds.), *Williams Textbook of Endocrinology*, 8.ª edición, *WB. Saunders Company*, 1992.
WILSON, M. E., «Premature elevation in serum insulin-like growth factor-I advances first ovulation in rhesus monkeys», *J. Endocrinol.*, agosto, 1998.
WOOD, A. M., «Exogenous steroids and the control of oestradiol secretion by human granulosa-lutein cells by follicle stimulating hormone and insulin-like growth factor-I», *Hum. Reprod.*, 1994.
YONG, E. L., «Hormonal regulation of the growth and steroidogenic function of human granulosa cells», *J. Clin. Endocrinol. Metab.*, 1992.

En caso de tener un tumor, hay que interrumpir inmediatamente el consumo de lácteos: se somete al paciente a quimioterapia para ralentizar el crecimiento canceroso, pero si se ingiere leche, sus hormonas del crecimiento lo aceleran

BARNARD, N., «Milk and Breast Cancer», *Prevention and Nutrition,* agosto, 1996.
CASCINU, S., «Inhibition of tumor cell kinetics and serum insulin growth factor I levels by octreotide in colorectal cancer patients», *Gastroenterology*, septiembre, 1997.
CHAN, J. M., «Plasma insulin-like growth factor-1 and prostate cancer risk: a prospective study», *Science*, 1998.
—: «Dairy products, calcium, phosphorous, vitamin D, and risk of prostate cancer (Sweden)», *Cancer Causes and Control*, 1998.
CRAMER, D. W., «Galactose consumption and metabolism in relation to the risk of ovarian cancer», *The Lancet*, 1989.
CUNNINGHAM, A. S., «Lymphomas and Animal-Protein Consumption», *The Lancet*, noviembre, 1976.

De Stefani, E., «Tobacco, alcohol, diet and risk of prostate cancer», *Tumori*, 1995.

Ewings, P., «A case-control study of cancer of the prostate in Somerset and east Devon», *Br. J. Cancer*, 1996.

Furlanetto y Di Carlo, *Cancer Res.*, 1984; 44: 2122-2128.

Grönberg, H., «Total food consumption and body mass index in relation to prostate cancer risk: a case-control study in Sweden with prospectively collected exposure data», *J. Urology*, 1996.

Harris, J., *New Engl. Med.*, 1992.

Hayes, R. B., «Dietary factors and risks for prostate cancer among blacks and whites in the United States», *Cancer Epidemiol. Biomar. Prev.*, 1999.

—: «IGFs in carcinogenesis», *Horm. Res*, 1999.

Lamm, B., *J. Cancer*, 1992; 65: 41-42.

Larsson, S. C., «Milk, Milk Products, and Lactose Intake and Ovarian Cancer Risk: A Meta-Analysis of Epidemiological Studies», *International Journal of Cancer*, agosto, 2005.

LeRoith, D., «The role of the insulin-like growth factor-I receptor in cancer», *Annals New York Academy of Sciences*, septiembre, 1995.

Li, X. S., *Exp-Cell-Res.*, marzo, 1994.

Lipman, J., *National Inst. Health Res.*, 1991.

Lippman, M., «The development of biological therapies for breast cancer», *Science*, enero, 1993.

Mantzoros, C. S., «Insulin-like growth factor 1 in relation to prostate cancer and benign prostatic hyperplasia», *British Journal of Cancer*, 1997.

Mettlin, C., «Beta-carotene and animal fats and their relationship to prostate cancer risk», *Cancer*, 1989.

Mishina, T., «Epidemiological study of prostatic cancer by matched-pair analysis», *Prostate*, 1985.

Outwater, J. L., «Dairy products and breast cancer: the IGF-I, estrogen, and bGH hypothesis», *Med. Hypotheses*, junio, 1997.

Papa, V., «Insulin-like growth factor-I receptors are overexpressed and predict a low risk in human breast cancer», *Cancer Research*, 1993.

POLLACK, *Breast Cancer Res. Treat.*, 1992.

ROSEN, *Breast Cancer Res. Treat.*, 1991.

ROSENFELD, R. G., «Insulin-like growth factor binding proteins in neoplasia» (meeting abstract), *Hormones and Growth Factors in Development and Neoplasia*, Fogarty International Conference, Bethesda, junio, 1995.

ROTKIN, I. D., «Studies in the epidemiology of prostatic cancer: expanded sampling», *Cancer Treatment Reports*, 1977.

SCHUMAN, L. M. «Some selected features of the epidemiology of prostatic cancer: Minneapolis-St. Paul, Minnesota case-control study, 1976-1979», en: Magnus K, (ed.), *Trends in Cancer Incidence: Causes and Practical Implications*, Hemisphere Publishing, 1982.

SNOWDON, D. A., «Diet, obesity, and risk of fatal prostate cancer», *Am. J. Epidemiology*, 1984.

STOLL, B. A., «Breast cancer: further metabolic-endocrine risk markers?», *British Journal of Cancer*, 1997.

TALAMINI, R., «Nutrition, social factors and prostatic cancer in a Northern Italian population», *Br. J. Cancer*, 1986.

—: «Diet and prostate cancer: a case-control study in Northern Italy», *Nutr, Cancer*, 1992.

TONIOLO, P., *Journal of the National Cancer Institute*, febrero, 1989.

TZONOU, A., «Diet and cancer of the prostate: a case-control study in Greece», *Int. J. Cancer*, 1999.

—: «Uterine and ovarian cancers linked to elevated milk consumption. Epidemiological evidence», *Cancer*, 1966.

WORLD CANCER RESEARCH FUND., «Food, Nutrition, and the Prevention of Cancer: A Global Perspective», *American Institute of Cancer Research*, 1997.

XIAN, *J. Endocrinology*, 1995.

Autores que informan de los mismos problemas acerca de la intolerancia a los lácteos:

ANTOGNETTI, P., (Università di Genova), en: «Latte e formaggio, mito della civiltà», Macro Edizioni, 1989.

BAUMSLAG, N., *Milk, Money and Madness: the Culture and Politics of Breastfeeding*, Bergin & Garvey, 1995.

COHEN, R., *Milk, A-Z*, Argus Publishing, 1999.

D'ELIA, A., *Miti e realtà nell'alimentazione umana,* Linea AVI, 2002.

DIAMOND, H. y M., *Fit for life*, Warner Books, 1987.

FLADE, S., *Allergien natuerlkich behandeln*, Grafe und Unzer, 1988.

GOLDMAN, S., en: *East-West Journal*, 1980.

Gordon, D., Milk and Mortality, Gordon Books, 2001.

LARK, S., *The pre-menstrual syndrome self-help book*, Forman Publ.,1995.

NOGIER, R., *Questo latte che minaccia le donne*, Nuova Ipsa Editore, 1994.

OSKI, F., *Don't Drink Your Milk,* Teach Services, 1992.

OSTER, K. y ROSS, D., *The X-O Factor*, Park City Pr., 1983.

ROBBINS, A., *Diet for a New America*, New World Library, 1987.

Ryde, D., «Yesterday's food will become tomorrow's food» (1999). http://goinside.com/1999/04/08/yesterdays-food-will-become-tomorrows-food/

SEROUSSI, K., *Unraveling the Mystery of Autism and Pervasive Developmental Disorder*, Simon & Schuster, 2000.

SHARMA, N. K., *Milk: A Silent Killer,* Health Science Publications, 1992.

SPOCK, B., *Child Care*, 7.ª edición, 1992.

TALLARICO, G., *La vita degli alimenti*, Sansoni, 1945.

THRASH, A. & C., *Animal Connection*, Uchee Pines Institute, 1973.

TURNER, K., *The self-healing cookbook*, Eathstone press, 1987.

VALPIANA, T., «Alimentazione naturale per i bambini», 1991.

Índice

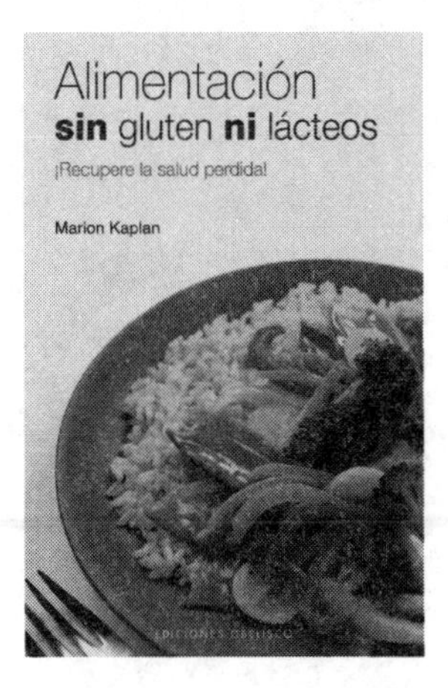

¿Y si el cansancio, la hinchazón, la depresión, el insomnio, la poliartritis, las alergias, la sinusitis, los sofocones, el sobrepeso, la migraña o los problemas de piel fueran consecuencia de una intolerancia alimenticia?

Hoy en día, gracias a los progresos científicos, sabemos que no todo el mundo tiene el mismo sistema metabólico.

Con este libro, entenderás por qué determinados alimentos pueden perjudicar nuestra salud mientras que otros, por el contrario, favorecen a una salud óptima y a un estado de bienestar continuo y descubrirás cómo reconocer los alimentos que debes evitar y cuáles son ideales para tu sistema.

Marion Kaplan, bionutricionista y especialista en medicinas energéticas, es autora de diez libros sobre alimentación. Fue alumna de la reconocida doctora Kousmine. Ha hecho diversas investigaciones sobre el significado y el sentido de las enfermedades que la han llevado a realizar estudios más precisos y detallados sobre la función y la influencia de la alimentación en la enfermedad y la salud. Kaplan ha sido condecorada dos veces de mano de Louis Leprince Ringuet e Yves Coppens, respectivamente, por «La Société d'Encouragement au Progrès».